陪 伴 女 性 终 身 成 长

U0311382

30天
养成易瘦体质

[日]坂诘真二 编著

胡嘉嘉 译

天津出版传媒集团

天津科学技术出版社

前言

各位读者，如果我问你："想要减肥的话，首先应该做什么呢？"我想很多人第一时间想到的不是控制饮食就是锻炼肌肉。其实不然，想要减肥成功，我们首先应该从"准备工作"入手。

如今这个时代，人们通过网络可以轻松便捷地获得想要了解的信息或物品。一旦网络上出现并流行一些看似很有效的减肥方法，大家肯定会想要立即尝试，但这可能就是你减肥失败、受挫、反弹的原因。

在我看来，减肥的准备工作和考试、找工作、买房的准备工作一样重要。如果你没有准备充分就开始行动，很有可能就会进入不合适的学校或公司，或者买到有缺陷的房子，定会追悔莫及。

减肥也是同样的道理。如果你没有进行充分的准备工作，随便听信减肥谣言或是照搬不符合自身情况的减肥方法，不仅会减肥失败，产生强烈的挫败感，还会让人身心俱疲。比如让人备受煎熬的极端断食法、令人痛苦不堪的剧烈运动法等，有的方法甚至会损害身心健康。即便你凭着强大的毅力咬牙坚持下来，得到的也只是疲惫不堪的身体，而非苗条紧致的身材，最终不但无法达到预期的效果，还会令自己后悔不迭。

我在本书中想要教给大家的，不是令你感到心力交瘁的极端减肥法，而是实实在在的可以让大家减少脂肪、紧致肌肉、一生受益的"易瘦体质养成法"。因此，本书不会一开始就介绍控制饮食或者运动锻炼的方法，而是先让大家了解与减肥相关的基础知识，从而把握自己的身体现状，控制因压力导致的过量饮食，也就是从大脑和内心开始减肥。基于此，开始为期30天的"易瘦体质养成训练"，每天切切实实地完成一个项目，慢慢地感受减肥的效果。

30天的时间不过是人生的千分之一，但在这千分之一的时间内做出的努力却可以让你一生都摆脱身材走样和体重过重的烦恼。

那么，让我们现在就开始吧！

2020 年 12 月

坂诘真二

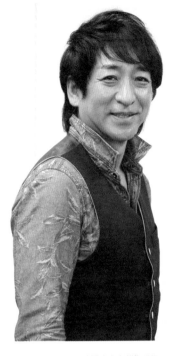
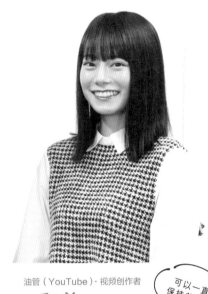

"运动＆科学"代表
坂诘真二 ✕ 和美 [对谈]

油管（YouTube）·视频创作者

可以一直
保持美丽的

什么是正确的减肥方法?

和美是一位视频博主，在油管上发布美容和锻炼相关的视频。
她的视频因风格出众而受到众多年轻人的喜爱。
对谈中，和美向坂诘老师请教了粉丝问她的一些有关减肥的问题。

首先要重新认识减肥

和美： 坂诘老师好，今天要向您请教减肥方面的问题！

坂诘： 和美小姐你好，有什么问题尽管问吧！

和美： 我的粉丝常常问我有什么好的减肥方法。坂诘老师您觉得减肥应该从哪方面入手比较好呢？

坂诘： 如果想要减肥成功，我希望大家从长远的角度来看。大家肯定不是只想在 20 几岁拥有好身材，而是想到了 30 岁、40 岁，也可以拥有好身材。即便是男性，也想要一直保持帅气，不是吗？你身边有那种采用极端减肥方法的人吗？

和美：有的，比如有人采用非常极端的节食法。

坂诘：果然，的确有许多人盲目跟风尝试在网络上看到的减肥方法。我建议大家先重新认识一下减肥，然后再开始行动。

和美：重新认识减肥是指？

坂诘：减肥这件事是没有后悔药的，有些东西一旦失去便无法挽回。身体猛然瘦下来对身心健康的伤害是非常大的。

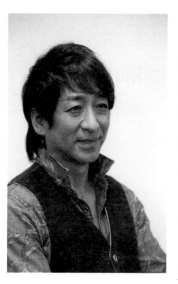

和美：所以过度减肥会反弹。

坂诘：是的。大家一开始减肥的意志比较坚定，所以会比较顺利，但经过一周、两周……如果一直强忍着克制，很容易产生逆反心理进而暴饮暴食。越是严格地控制饮食，人就越容易满脑子都想着吃的。

和美：确实是这样，克制之后，一定会产生逆反心理的。

坂诘：用错误的减肥方法减肥，脂肪减少的同时，肌肉量和骨密度也会跟着下降，这不仅会导致贫血、免疫力下降，有的女性甚至会月经失调。错误的减肥其实非常可怕，它对身体的影响会一直持续。因此，减肥的第一步是要知道"什么才是正确的减肥"。

和美：这样说来，要想减肥成功，先要正确认识减肥。

调节情绪是减肥的捷径

坂诘：正确认识减肥之后，不建议立即控制饮食、锻炼肌肉，首先从缓解压力开始。

和美：缓解压力？

坂诘：有暴饮暴食倾向的人以及喜欢吃甜食的人说不定正在承受着某种压力。吃东西本是人生一大乐事，但如果在不调节压力的情况下，强行控制糖分、戒掉甜食，反而会雪上加霜、压力翻倍。结果就会带来挫败感，导致体重反弹，甚至有的人会因此出现进食障碍。

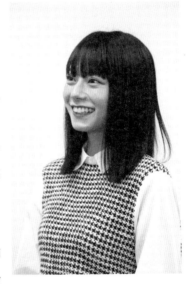

和美：原来如此。

坂诘：本书中最先提到的和饮食相关的事情是"喝水"。因为在日常饮食中，食物中的水含量占一半以上。很多时候，人们容易将喝水的欲望和食欲相混淆。因此那些不饿但忍不住吃东西的人，可以通过喝水来抑制食欲。

和美：很多减肥方面的专家都提到减肥时最好一天喝 2L 水。

坂诘：没错！一天之内摄取的水分要达到体重的 4%～5% 为宜。建议大家认认真真地喝每一杯水，并且将每次喝水的时间控制在 1 分钟左右，先深呼吸，然后慢慢地喝，仅仅这样做就可以缓解压力。

和美：压力得到缓解后，饮食生活也会有所改变吗？

坂诘：当然！根据我以往的指导经验来看，可以肯定地告诉大家，一定会有所改变。

和美：我还真没有想到，压力大也会导致人们吃东西过量。

坂诘：我刚当教练时也没有意识到这一点，所以走了很多弯路，也失败了好几次。

和美：缓解压力确实是减肥过程中不可或缺的一个环节啊。但是，均衡的膳食会不会更容易帮助大家变瘦呢？

坂诘：是的，确实如此。因为碳水化合物、脂类、蛋白质、矿物质、膳食纤维都是人体必需的营养素，所以合理均衡的膳食有助于避免肥胖、增强体质。

掌握正确的运动姿势，肯定减肥效果

坂诘：和美小姐平时做什么运动吗？

和美：我一直在打硬式网球。

　　和美小姐身材很好，网球也一定打得很好吧。锻炼肌肉和重新认识减肥有一个共通点，就是要从正确的运动姿势开始。大家不妨先做做伸展运动，矫正腹部、臀部、胸部等部位的运动姿势，让身姿变得有形。姿势不正确的话，不仅运动技能无法提升，肌肉锻炼的效果也会大打折扣，还容易受伤。所以请大家确保做对动作后再开始肌肉锻炼。

和美：我之前每周进行两到三次的肌肉锻炼，但有时进行重要拍摄时总感觉体力跟不上，请问这个频率合理吗？

　　一周做两三次肌肉运动，身体会慢慢地长肌肉。建议你达到减肥目标之后，保持一周一次的频率即可。每一组动作做3分钟，做四五组。总共做 15 分钟就可以了。

和美：筋疲力尽时，该怎样坚持下去呢？

　　千万不要运动到筋疲力尽。皱着眉头、咬紧牙关是运动过量的信号。即使运动到极限，抑或再做两次，效果也是不会变的。

和美：真的是受益匪浅啊，我以前总是想要挑战极限。

　　在我接触过的减肥人士中，很多人都曾有过这样的想法。因此，我将这本书的重点放在了心理问题、认知问题、压力控制等方面，内容循序渐进，一页一个减肥知识点。希望可以帮助大家不疾不徐、脚踏实地、卓有成效地瘦下来，养成不反弹的健康的易瘦体质。

提前准备是成功的关键

控制饮食、锻炼肌肉前先调节压力

充分的准备是成功减肥最重要的一点。准备不充分的话，减肥就无法顺利进行，也许还容易受挫。

准备工作共有三项。

第一项，纠正错误的减肥观念，树立全面且正确的减肥认知。关于这一点，我将从前言第 10 页开始详细介绍。第二项，根据自身情况制订可行性目标。这一部分我将从前言第 14 页开始详细介绍。第三项，调节压力。饮食过量是人肥胖的主要原因，而人之所以会过量饮食，大多是因压力过大而想要通过吃消除压力。

当人感受到压力后，肾上腺素会大量分泌，它是一种能够让身心处于兴奋状态的激素。原本通过激烈运动可以消耗肾上腺素、消除压力，但由于现代人的压力大多来自心理层面，所以即使解决了眼前的问题，肾上腺素依然没有被消耗殆尽，人还会持续感到不安和焦躁。为了缓解压力，人们常常采取饮食、喝酒这类替代行为。所以，调节压力是减肥过程中必不可少的环节。在本书中，我将会详细地讲解缓

减肥前的准备工作

1 纠正错误的减肥观念，树立全
面且正确的减肥认知

2 根据自身情况制订可行性目标

3 调节压力

解、消除压力的方法，在此之前，我会先介绍防止过量饮食的方法。

前言部分乍一看好像有些迂回，但做好以上的准备工作后，再进行合理的饮食控制，配合全身的肌肉锻炼，才是正确的瘦身途径。

过度节食会适得其反

减肥也要正确享受食物

先调节压力，再控制饮食。

一说到控制饮食，大概会有很多人想到"每天吃鸡胸肉和西蓝花"这种极端的低糖、低脂、高蛋白的食谱。坚持这样的减肥餐确实可以使体脂肪减少，但减肥者同时也会失去享受美食的乐趣。另外，为了贯彻自己的减肥餐选择和家人分开吃饭，饮食以代餐或营养品补充剂为主，这样的生活也同样毫无乐趣。

虽然健美运动员会把低糖、低脂食物作为暂时的减重餐，但在其他大部分时间里，他们也会吃拉面、油炸食品和甜点。值得注意的是，减肥者长期极端地控制饮食会使自己身体状况、心理状态恶化，甚至导致进食障碍。

每天的快乐饮食是打造健康身心的基础，要牢记吃饭是一件充满乐趣的事。而苦行僧般的让人备受煎熬的极端断食法反而会让人积攒压力，容易导致过食。

我会在后面详细介绍控制饮食的方法，现在最重要的是让大家了

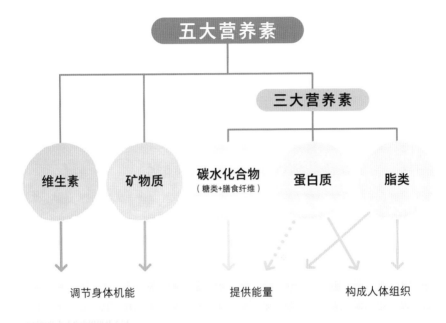

解相关知识，正确、均衡地摄取各类营养素，特别是要注意均衡摄取碳水化合物（糖类＋膳食纤维）、蛋白质、脂类这三大营养素。我们从食物中获取这些营养素，然后产生能量、生成人体组织细胞。这三大营养素再加上维生素、矿物质就构成了人体必需的五大营养素。每种营养素都在体内发挥着不同的作用，缺一不可。

"肌肉锻炼"只减少体脂肪，
不减少肌肉量

锻炼肌肉，提高基础代谢，养成易瘦体质

控制饮食之后，我们该做的便是肌肉锻炼。控制饮食的话，体脂肪减少的同时，肌肉也必然会流失。为了补充减少的那一部分肌肉，我们必须要进行肌肉锻炼。

其实，人体为维持生命活动消耗了大量的能量，比如大脑思考、心脏跳动、肺部呼吸等都会消耗能量。我们把人体内这种为维持基本生命活动而进行的必须要消耗能量的活动称为"基础代谢"。人体所消耗的能量大致分为基础代谢消耗量、身体活动代谢消耗量和食物诱导性产热消耗量三部分，其中基础代谢消耗的能量最多，占总体消耗量的60%～70%。并且，基础代谢消耗量中，肌肉的代谢量占总消耗量的20%～40%。肌肉担负着为人体产热的重任，即使人不活动，每千克肌肉也会消耗15～30kcal能量。

也就是说，肌肉越多的人越容易形成易瘦体质，即使他们不怎么运动，也会消耗很多能量。所以反过来讲，只控制饮食的人，在体脂

人体一天内能量消耗所占比例以及基础代谢的构成

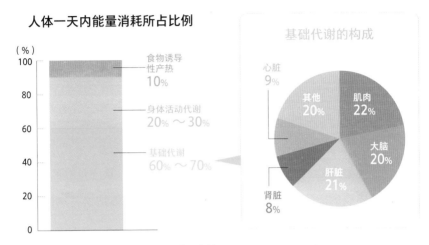

人体一天内能量消耗所占比例

（%）
- 食物诱导性产热 10%
- 身体活动代谢 20%～30%
- 基础代谢 60%～70%

基础代谢的构成
- 心脏 9%
- 其他 20%
- 肌肉 22%
- 大脑 20%
- 肝脏 21%
- 肾脏 8%

数据出处：日本厚生劳动省《身体活动和能量代谢》

日本厚生劳动省 e- 健康网《人体器官组织在人体静态时的代谢量》

（糸川嘉则等 . 营养学概论 . 修订版第 3 版 . 南江堂, 141-164, 2006.）基于此稍作修改

肪减少的同时，肌肉也会流失，相应的基础代谢量也会降低，那么就会导致体内能量过剩，继而形成易胖体质。再者，极端的饮食控制法容易导致体重反弹，而反弹的时候只会增加体脂肪，不会增加肌肉。

另外，适当地锻炼肌肉可以让你的身材紧实有型，看起来更显年轻。肌肉锻炼可以促进生长激素的分泌，生长激素具有促进细胞修复和生成的功能，所以肌肉锻炼在预防骨密度低、贫血等方面也发挥着一定的作用。

客观地正视自己的体型

用体重秤和尺子判断自己的体型

要想减肥成功，首先要准确把握自己的体型。从"身高、腰围、BMI(身体质量指数)"三方面来大致推测自己的身体结构，从而客观地把握自己的体型。

按照顺序，首先利用下一页的公式计算出自己的 BMI 和腰围身高比。❶ BMI 可以通过"体重（kg）÷ 身高（m）÷ 身高（m）"进行计算；❷腰围身高比则是"腰围（cm）÷ 身高（cm）"的结果，这个数值越大，说明腹部周围堆积的内脏脂肪和皮下脂肪越多，体脂率也就越高。

将计算得出的数值对应到下一页表格相应的范围，便可以知道自己属于哪种体型。我想有很多人属于"结实体型""肥胖体型""隐性肥胖体型"或"过度肥胖体型"，本书的方法是用 30 天养成易瘦体质，从而帮助这类体型的人变成"标准体型"或者"苗条体型"。

计算方法

① 计算BMI

体重		身高		身高		BMI
kg	÷	m	÷	m	=	

例：65 ÷ 1.6 ÷ 1.6 = 25.4

② 计算腰围与身高的比值

腰围		身高		腰围身高比
cm	÷	cm	=	

例：80 ÷ 160 = 0.5

③ 依据下表判断体型

例：❶25.4 ❷0.5　过度肥胖体型

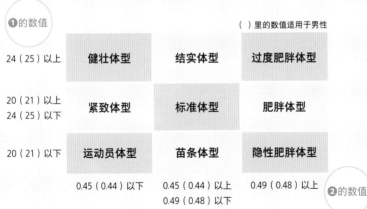

❶的数值

（ ）里的数值适用于男性

	健壮体型	结实体型	过度肥胖体型
24（25）以上	健壮体型	结实体型	过度肥胖体型
20（21）以上 24（25）以下	紧致体型	标准体型	肥胖体型
20（21）以下	运动员体型	苗条体型	隐性肥胖体型
	0.45（0.44）以下	0.45（0.44）以上 0.49（0.48）以下	0.49（0.48）以上

❷的数值

设立合理目标，
制订计划

认真设立每个阶段的减肥小目标

确定自己的体型之后，则要设立每个阶段的减肥目标。并且，为了更准确地把握身体情况，建议大家准备一个可以测体脂率的体脂秤。

只减少体内的脂肪含量，不减少肌肉、骨头、血液等重量（除脂肪外的体重）是目标设立的前提。但需要注意的是，体脂肪在缓和冲击、保护内脏、维持人体体温方面发挥着重要的作用，所以不能过度减少体脂肪。女性体脂率的最低限度是 16%，男性是 8%。

由此我们可以计算出，女性的健康体重下限为除去脂肪后的体重除以 0.84，男性则除以 0.92（见下一页 Step 1）。依据自己的期望，在体重的下限和现在的体重之间设定一个"目标体重"（见下一页 Step 2）。

基于此，可以计算出"应减体脂肪量""一周内应减体脂肪量"以及"达成目标所需要的时间"（见下一页 Step 2 和 Step 3）。

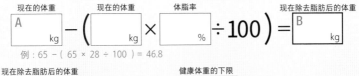

························· 目标与计划的制订方法 ·····················

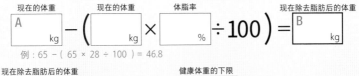

Step 1

计算现在除去脂肪后的体重和健康体重的下限

现在的体重　　　　现在的体重　　　体脂率　　　　　　　　现在除去脂肪后的体重

$$A_{kg} - \left(\boxed{\quad}_{kg} \times \boxed{\quad}_{\%} \div 100 \right) = B_{kg}$$

例 : 65 − (65 × 28 ÷ 100) = 46.8

现在除去脂肪后的体重　　　　　　　　健康体重的下限

$$B_{kg} \div 0.84 = C_{kg}$$

男性0.92

例 : 46.8 ÷ 0.84 ≈ 55.7

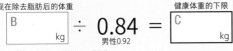

Step 2

计算目标体重、应减体脂肪量以及减肥期间的平均体重

目标体重

$$D_{kg} \quad \cdots\cdots 在A与C之间任意设定$$

例 : 58

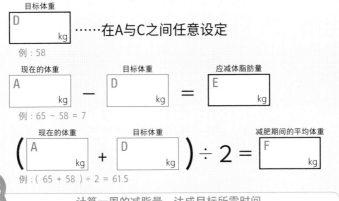

现在的体重　　　　目标体重　　　　　应减体脂肪量

$$A_{kg} - D_{kg} = E_{kg}$$

例 : 65 − 58 = 7

现在的体重　　　　目标体重　　　　　　减肥期间的平均体重

$$\left(A_{kg} + D_{kg} \right) \div 2 = F_{kg}$$

例 : (65 + 58) ÷ 2 = 61.5

Step 3

计算一周的减脂量、达成目标所需时间

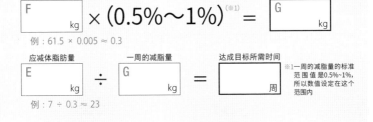

减肥期间的平均体重　　　　　　　　　　　　　　一周的减脂量

$$F_{kg} \times (0.5\% \sim 1\%)^{(※1)} = G_{kg}$$

例 : 61.5 × 0.005 ≈ 0.3

应减体脂肪量　　　　　　一周的减脂量　　　　　达成目标所需时间

$$E_{kg} \div G_{kg} = \boxed{\quad}_{周}$$

※1一周的减脂量的标准范围值是0.5%~1%，所以数值设定在这个范围内

例 : 7 ÷ 0.3 ≈ 23

挑战 30 天养成易瘦体质

一项一项地核对打钩，享受成就感

　　希望大家有效利用本书最后的减肥自查表或随书附赠的《易瘦体质养成记录手册》，享受成功减肥后的成就感和充实感。

　　本书围绕营养、心理 & 大脑、运动三方面展开。只要大家坚持每天阅读，不断地积累知识、加以实践，30 天后便可以养成瘦身习惯，自然而然变成易瘦体质。

　　有的项目需要开始之后不断坚持，而有的项目只需要在指定的某一天进行。请大家依据自查表确定当天的目标，完成之后在相应内容前打钩。除此之外，大家一定要坚持每天测量体脂肪，把握体重变化。

　　要注意，千万不要因为急于求成而超前实践后面的项目，这样很容易产生挫败感，从而导致出现反弹。日月累积才能获得成效，体重才不会反弹。

　　30 天无法达成目标的话，请继续坚持。达成了目标但想要维持体型的话，运动频率减半即可。

减肥自查表的使用方法

DAY1	DAY2	DAY3	DAY4	DAY5	DAY6	DAY7	DAY8	DAY9	DAY10
重新认识减肥	两餐之间喝水	记录饮食	缓解压力	一日四餐	做特殊运动	分清"瘦"和"消瘦"的区别	将减肥效果可视化	简单的拉伸运动	每餐的主菜都有鱼或肉
	□两餐之间喝水	□两餐之间喝水 □记录饮食	□两餐之间喝水 □记录饮食	□特殊之间喝水 □记录饮食	□两餐之间喝水 □记录饮食 □拉伸运动（腹部）	□两餐之间喝水 □记录饮食 □拉伸运动（腹部）	□两餐之间喝水 □记录饮食 □拉伸运动（腹部、臀部） □将减肥效果可视化	□两餐之间喝水 □记录饮食 □拉伸运动（腹部、臀部） □将减肥效果可视化	

DAY11	DAY12	DAY13	DAY14	DAY15	DAY16	DAY17	DAY18	DAY19	DAY20
宣布减肥	保证良好的睡眠	减少糖类的摄入	通过拉伸提高基础代谢	最强泡澡法	把酒精看作主食	增强全身肌肉的骨子上	不仅评价结果，也要评价过程	停止"非必要进食"	对自己抱有期待
□两餐之间喝水 □记录饮食 □拉伸运动（腹部、臀部） □将减肥效果可视化 □每餐的主菜都有鱼或肉	□两餐之间喝水 □记录饮食 □拉伸运动（腹部、臀部） □将减肥效果可视化 □每餐的主菜都有鱼或肉	□两餐之间喝水 □记录饮食 □拉伸运动（腹部、臀部） □将减肥效果可视化 □每餐的主菜都有鱼或肉	□两餐之间喝水 □记录饮食 □拉伸运动（腹部、臀部） □将减肥效果可视化 □每餐的主菜都有鱼或肉	□两餐之间喝水 □记录饮食 □拉伸运动（腹部、臀部） □将减肥效果可视化 □每餐的主菜都有鱼或肉	□两餐之间喝水 □记录饮食 □拉伸运动（腹部、臀部） □将减肥效果可视化 □每餐的主菜都有鱼或肉	□两餐之间喝水 □记录饮食 □拉伸运动（腹部、臀部） □将减肥效果可视化 □每餐的主菜都有鱼或肉	□两餐之间喝水 □记录饮食 □拉伸运动（腹部、臀部） □将减肥效果可视化 □每餐的主菜都有鱼或肉	□两餐之间喝水 □记录饮食 □拉伸运动（腹部、臀部） □将减肥效果可视化 □每餐的主菜都有鱼或肉	□两餐之间喝水 □记录饮食 □拉伸运动（腹部、臀部） □将减肥效果可视化 □每餐的主菜都有鱼或肉

DAY21	DAY22	DAY23	DAY24	DAY25	DAY26	DAY27	DAY28	DAY29	DAY30
记录能吃完的食材原料	在外就餐也要保证三菜一汤	注意均衡与喜好的平衡	吃可以加速减肥的三种食材	挑战肥楼梯	吃过有助瘦身的食材内容	增加HEAT	巧妙地选择加餐	加入高强度运动	防止减肥半途而废的思想准备
□两餐之间喝水 □记录饮食 □拉伸运动（腹部、臀部） □将减肥效果可视化 □每餐的主菜都有鱼或肉	□两餐之间喝水 □记录饮食 □拉伸运动（腹部、臀部） □将减肥效果可视化 □每餐的主菜都有鱼或肉	□两餐之间喝水 □记录饮食 □拉伸运动（腹部、臀部） □将减肥效果可视化 □每餐的主菜都有鱼或肉	□两餐之间喝水 □记录饮食 □拉伸运动（腹部、臀部） □将减肥效果可视化 □每餐的主菜都有鱼或肉	□两餐之间喝水 □记录饮食 □拉伸运动（腹部、臀部） □将减肥效果可视化 □每餐的主菜都有鱼或肉	□两餐之间喝水 □记录饮食 □拉伸运动（腹部、臀部） □将减肥效果可视化 □每餐的主菜都有鱼或肉	□两餐之间喝水 □记录饮食 □拉伸运动（腹部、臀部） □将减肥效果可视化 □每餐的主菜都有鱼或肉	□两餐之间喝水 □记录饮食 □拉伸运动（腹部、臀部） □将减肥效果可视化 □增加HEAT	□两餐之间喝水 □记录饮食 □拉伸运动（腹部、臀部） □将减肥效果可视化 □增加HEAT	□两餐之间喝水 □记录饮食 □拉伸运动（腹部、臀部） □将减肥效果可视化 □增加HEAT

DAY 25 ☑

挑战肥楼梯

阅读当天的内容，
完成后打钩。

☑ 两餐之间喝水
☑ 记录饮食
□ 拉伸运动（腹部、臀部、拱形）
□ 将减肥效果可视化
□ 每餐的主菜都有鱼或肉

一定要记得每天坚持！

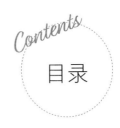

目录

Part 1 现在开始！ 30 天养成易瘦体质

Day 1　心理 & 大脑　重新认识减肥　002

Day 2　营养　两餐之间一定要喝水　004

Day 3　营养　记录每一餐，完善每一天　006

Day 4　心理 & 大脑　缓解压力，避免饮食过量　008

Day 5　营养　实行一日四餐　010

Day 6　运动　首先应该做的运动是腹部拉伸　012
腹部拉伸运动

Day 7　心理 & 大脑　分清"瘦"和"消瘦"的区别　016

Day 8　心理 & 大脑　将减肥效果"可视化"　018

Day 9　运动　通过拉伸臀部肌肉，改变身体曲线　020
臀部拉伸运动

Day 10　营养　每顿饭的主菜必须要有鱼或肉　024

Day 11　心理 & 大脑　高调宣布减肥　026

Day 12　心理 & 大脑　通过高质量睡眠避免暴饮暴食　028

Day 13　营养　不是戒糖，而是减糖　030

Day 14　运动　通过拱形拉伸，塑造美丽身姿　032
拱形拉伸运动

Day 15　心理 & 大脑　掌握最有效的泡澡方法　036

Day 16　营养　把酒精看作主食　038

Day 17　运动　慢慢地坐到椅子上　040
椅子深蹲

Day 18　心理 & 大脑　减肥时不仅要评价结果，也要评价过程　044

Day 19　营养　停止不良的"非必要进食"　046

Day 20　心理 & 大脑　对自己抱有期待　048

Day 21　运动　把楼梯变成健身器材　050
下楼梯瘦身法

Day 22　营养　在外就餐也要保证三菜一汤　054

Day 23　运动　注意站姿和走路姿势　056
正确的站姿 / 正确的走路姿势

Day 24　营养　通过三种食材加速减肥，改善肠道环境　060

Day 25　运动　体重减轻后，挑战爬楼梯　062
爬楼梯瘦身法

Day 26　运动　通过锻炼背肌，进一步提高代谢　066
反向拉伸运动

Day 27　运动　在日常生活中增加运动量　070
一天中能量消耗的详细情况

Day 28　营养　巧妙地选择加餐　074

Day 29　运动　加入腹部运动　076
腹部运动的正确方法

Day 30　心理 & 大脑　避免减肥半途而废，提前做好思想准备　080

专栏　推荐在便利店购买的食物　082

减肥的误区

（知）（识）（篇）

按摩身体，真的可以瘦下来吗？　084

纠正歪斜的身体，脂肪就会减少？　086

断食、绝食减肥……不吃东西就能瘦吗？　088

（饮）（食）（篇）

省去某顿饭，就能迅速瘦下来？　090

减少糖类，多吃蛋白质会比较好？　092

不摄取油脂比较好？　094

（运）（动）（篇）

每天进行肌肉锻炼比较好？　096

一定要做有氧运动吗？　098

附录

全身肌肉图　100

饮食记录表　101

减肥自查表　102

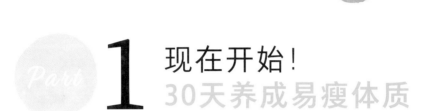

Part **1** 现在开始!
30天养成易瘦体质

心理 & 大脑

重新认识减肥

Point

- 尝试各种减肥法却不见成效，**深感迷茫**

- **深信**"锻炼肌肉 = 肌肉发达"

- 变胖原因和变瘦方法**非常简单**

重新看待减肥方法

网络上流行着各种各样的减肥方法，比如以前流行呼啦圈减肥法、康普茶减肥法，最近流行核心肌群训练、戒糖饮食法等。这些减肥方法鱼龙混杂，有的根本没有效果；有的即使有效果，反弹的概率也很大；有的甚至还会对身体造成很大的伤害。并且，大家尝试的减肥方法越多，积累的错误知识和错误经验也就越多，这就会导致大脑一下子难以接受真正安全有效的减肥方法。

例如，正确的减肥方法应该是通过多喝水来控制整体的进食量，但如果曾尝试通过减少饮水量来减肥，那么就会不由自主地怀疑这种方法。再比如说，我们必须对全身都进行肌肉锻炼才能达到只减少体脂肪的效果，但有人觉得这样会让肌肉变得发达，所以只锻炼自己想要瘦的部分。

找出发胖原因，开启瘦身之旅

正确减肥的基本要点是"明确发胖原因，然后努力解决"。不管什么事情，只有找出原因并加以解决，才会得到想要的结果。

我们长胖、体脂肪增加的原因其实非常简单。人为了维持生命和进行日常活动会通过饮食来摄取能量，但如果摄取的能量总是超过身体消耗的能量，就会变胖、体脂肪增加。那么瘦身的方法也很简单，原理相反，就是要控制自己摄入的能量少于身体消耗的能量，这样体内储存能量的体脂肪才会被消耗掉，人自然而然就会瘦下来。

营养

两餐之间一定要喝水

Point

- 吃饭前**喝一杯水**

- 感到饥饿时**先喝水**

- 建议喝**矿泉水、苏打水、大麦茶、花草茶**

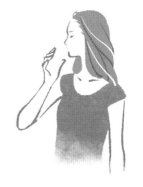

水分的摄取方式

· 饭前喝大约250mL的水

· 在控制饮食的情况下，要注意每天比往常多摄取1L的水分

········· 关于饮品的建议 ·········

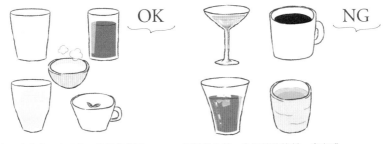

建议喝矿泉水、白开水、花草茶等不含咖啡因、不含酒精的饮品。特别推荐苏打水，因为容易获得饱腹感。

不要喝含糖、含酒精的饮料，含咖啡因的咖啡、红茶、绿茶、乌龙茶、普洱茶等偶尔饮用。

充分摄取水分，饭量自然减少

　　每顿饭的饭前和饭后都要喝一杯水。吃饭时也要记得喝水，但要小口小口慢慢地喝，避免食物没有充分咀嚼就被水直接冲进胃里。

　　超过一半的食品成分是由水构成的，因此，充分摄取水分可以抑制食欲、减少进食。

喝苏打水，增加饱腹感

　　饮食过程中，最推荐大家饮用苏打水（无糖低热量饮品），因为它的起泡效果可以增加饱腹感。大家也可以根据自己的喜好选择零热量的矿泉水、大麦茶、花草茶等饮品。

营养

记录每一餐，
完善每一天

Point

- 客观地**审视饮食习惯**，进行自我监督

- 回顾一天的饮食生活，对其**进行改善**

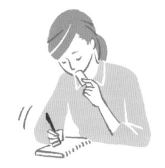

减肥过程中，要养成自我监督的习惯，客观地审视自己的饮食。另外，我们也可以利用能够计算食物热量、分析营养均衡情况的手机应用软件。

饮 食 记 录 的 示 例 表

10月2日（周五）　　体重：60kg　　体脂率：27%

	开始时间	所需时间	主食	主菜	副菜	汤
早饭	08：05	10 分	○	○	×	×
午饭	12：20	30 分	○	○	×	○
晚饭	20：30	50 分	△	○	○	○
加餐	16：00	5 分	×	×	×	×

○正常吃　×没有吃　△减量

同时记录体重和体脂率有助于日后进行饮食评估。大家可以使用 P101 的饮食记录表。

记录每日饮食，进行自我监督

　　不仅三餐要进行记录，只要进食或饮水了，例如吃点心、喝汤等都要进行记录。如果觉得用笔记录比较麻烦，也可以拍照片或者用电脑、手机进行记录。

回顾一天饮食，对其进行改善

　　大家不仅要记录"吃了什么"，还要记录"吃的时间""花费的时长""主食、主菜、副菜以及汤的量"。

　　晚上睡觉前或者其他时间，回顾自己当天吃的东西，通过这种方式来慢慢改善饮食生活。例如通过分析一天的饮食告诉自己"今天没怎么吃副菜，明天要多吃点蔬菜"等。

心理 & 大脑

缓解压力，
避免饮食过量

Point

- **饮食过量**是大部分人瘦不下来的原因

- **缓解压力**可以防止饮食过量

- **掌握让自己放松的方法**尤为重要

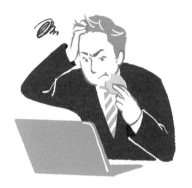

当人感受到压力时，交感神经会变得兴奋，心率会加快，血压会升高，从而导致身心都变得很紧张。

放松心情的小方法

· 保证良好的睡眠质量（参考 Day 12 的内容）

· 身心放轻松地泡个澡（参考 Day 15 的内容）

· 感到有压力时，做腹式呼吸（用鼻子深深吸气同时鼓起肚子，然后用嘴慢慢吐气）

· 在休息日进行一些健康的兴趣活动，如聆听音乐、露营等

· 做拉伸运动（参考 Day 6、Day 9、Day 14 的内容）

饮食过量是瘦不下去的主要原因

饮食过量背后其实隐藏着精神压力。有很多人通过饮食来排解工作、人际关系方面的压力。所以，当压力得到控制后，人们主动摄取的能量自然就会减少，也就更容易瘦下来。

用放松法缓解压力

要想缓解压力，我们平常应采用腹式呼吸法、舒心泡澡法等放松方法使副交感神经处于优势地位，因为副交感神经可以使身心放松。特别是每天都感到压力大的人，要主动抑制交感神经，放松身心。

营养

实行一日四餐

Point

- **极端地限制进食次数**反而容易变胖

- 在午餐和晚餐之间**加餐不容易转化为体脂肪**

饮食次数和血糖值的变化

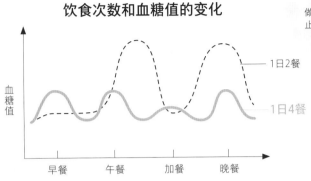

血糖值

早餐　　午餐　　加餐　　晚餐

―― 1日2餐

1日4餐

做到少食多餐，防止血糖值剧烈波动。

吃饭时，人体的血糖值会升高，肝脏会分泌一种叫作胰岛素的激素。该激素会在人体内吸收并消耗血液中的营养，而没有被消耗掉的营养主要变成体脂肪储存在体内。

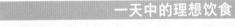
一天中的理想饮食

早餐

午餐

加餐

晚餐

加餐在下午4点左右吃，吃一个饭团或者小三明治，并且相应地把晚餐的主食减少一半。

通过少食多餐变成易瘦体质

有的人为减少一天的进食量可以省去某一餐，这样是不对的。一日四餐，少食多餐才是正确的。好好地吃早餐和午餐，下午4点左右加餐，然后相应地减少晚饭量。

一次性吃太多，容易长胖

一点一点地摄取食物，这样血糖值会上升得比较慢，摄入的营养主要作为能量被人体消耗掉，不易转化为体脂肪。相反，空腹的状况下，一次性吃太多的话，血糖值会急剧升高，胰岛素会大量分泌，没有被吸收消耗的营养会转化为脂肪储存在体内。

运动

首先应该做的
运动是腹部拉伸

Point

- 通过提高身体柔韧性，**增加日常运动量**

- 通过拉伸运动**放松身心**

- **只需调整姿势**，就可以立刻看到瘦身效果拉伸运动并不能直接燃烧体脂肪，也不能增加肌肉、提高代谢。尽管如此，拉伸运动依然是我们运动时的首要选择。

之所以建议大家做拉伸运动，主要有两个原因：首先，拉伸运动可以放松我们的肌肉，从而提高身体的柔韧性，增加肢体的灵活度，人也就不容易感到疲惫。而且身体也会变得更加勤快，NEAT（非运动性热消耗）也会增加。NEAT 是指换衣服、洗澡、买东西、上下班等等这些日常活动所消耗的能量。而且身体柔韧性增加，也可以提升肌肉锻炼的效果。

其次，做拉伸运动可以放松身心、缓解压力。正如我在 Day 4 中说的那样，人如果长期承受过度的压力，就容易依靠饮食来排解它，进而导致暴饮暴食。所以多做拉伸运动来放松身心吧。

除此之外，放松肌肉还可以调整体态，使我们拥有紧致有型的身材和充满活力的状态。其中最重要的是放松腹部肌肉。腹部肌肉在日常生活中很少能得到锻炼，所以容易变得僵硬，如果我们对其置之不理，便容易产生小肚子、出现驼背，使人看起来体态不佳。而拉伸运动具有速效性，可以快速调整身姿，让我们重获自信。所以接下来，请大家学习下一页的拉伸运动，从而恢复身体的柔韧性，消除小肚子，拥有挺拔的美丽身姿。

腹部拉伸运动

通过拉伸易僵硬的腹部肌肉（腹直肌），
可以纠正驼背、消除小肚子。
从今天开始，养成每天练习的习惯吧。

10秒 × 1 ~ 3组

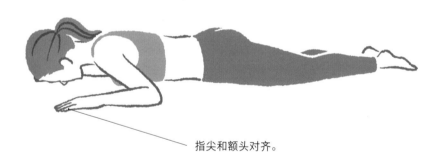

—— 指尖和额头对齐。

1

趴在地板上，收紧腋下，弯曲胳膊肘，把手
放在脸两侧。

骨盆紧贴地板。

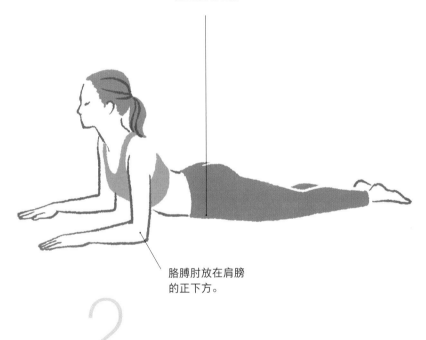

胳膊肘放在肩膀
的正下方。

2

慢慢地抬起上半身看向正前方，自然呼吸，
保持10秒。

心理 & 大脑

分清"瘦"
和"消瘦"的区别

Point

● 短期内只减轻体重的**"消瘦减肥法"是不可行的**

● 减肥不要心急，踏踏实实地**减脂才重要**

● **一个月减少 2kg** 是比较合理的减肥速度

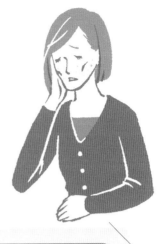

减肥过快的危害

· 肌肉减少，面容变得憔悴
· 皮肤变得松弛，失去弹性
· 身体水分减少，皮肤变得粗糙
· 出现贫血等身体不适的症状
· 导致体重反弹或出现进食障碍

减肥的正确速度

每周体重减少
0.5%～1%

例如体重为60kg的女性，则大概减少0.3～0.6kg。

每月体重减少
1.2～2.4kg

快速减轻体重会导致身体"消瘦"

一些减肥方法虽然可以让人在短时间内快速减轻体重，但这种减肥方式会减少人体内必需的水分、肌肉，降低骨密度等，导致体力下降、出现贫血等身体不适状况。

同时，快速减重还会给我们的心理造成巨大的压力，容易导致体重反弹、进食障碍等后果。所以这不是减肥，是使人体变得"消瘦"的错误减肥法。

减肥莫心急，减脂速度要科学

保持体内必要的水分和肌肉含量，合理地减少体脂肪，这才是正确的减肥方式。安全的减脂速度是每周减少体重的 0.5%～1%。例如体重为 60kg 的女性，每周的减重目标是 0.3～0.6kg。

心理 & 大脑

将减肥效果"可视化"

Point

● 把自己现在的照片和理想体形的照片进行对比，从而**提高减肥的动力**

● 每天花 3 分钟**想象变漂亮后的自己**

利用"目视观察"提高动力

减肥贵在坚持，只有持之以恒才能获得效果，借助心理学技巧来提高积极性，可以颇有成效地帮助大家坚持下去。在此想要介绍给大家的技巧是目视观察，它主要是通过直视自己现在的身材、聆听自己内心"想要变瘦变美"的声音，来提高动力。

目视观察最简单的方法就是使用照片。如果大家想要瘦回以前的身材，那么请立刻拍一张和以前照片相同姿势的照片，然后把两张照片进行对比，直视两者的差距，那么"想要变瘦"的欲望自然会增强。另外，在镜子前仔细地看一看自己最想要改变的部位如腹部、臀部、胳膊，把不容易看到的部位用相机拍下来，直面现状，对提升减肥动力也很有效果。

除此之外，还可以把拥有理想身材的明星或模特的照片贴在墙上，或者把他们/她们的照片设为手机壁纸，这些方法同样也很有效。尽可能选择和自己的身高、年龄相近的人作为目标，因为这样更容易和现实目标联系起来。

具体地想象理想中的自己

另一种方法是想象付出努力后瘦下来的自己的样子。想象的时候，内容越具体越好，比如想象"把梦寐以求的衣服穿得漂亮合身的自己"，想象"受异性青睐的自己"，想象"被孩子夸赞的自己"，等等。在睡觉前、在泡澡时，在任何一个可以放松的时间都可以，闭上眼睛，尽情想象。而且它只需要3分钟，快快试试这个简单有效的方法吧。

运动

通过拉伸臀部肌肉，改变身体曲线

Point

● 臀部肌肉僵硬，**会使人看起来体态不佳**

● 坚持做拉伸运动，可以**缓解肌肉僵硬，矫正身姿**

就如我在 Day 6 提到的那样，拉伸运动对于减肥有许多益处，比如"提高身体的柔韧性，增加肢体的灵活度""放松身心，缓解压力"等。更为重要的是坚持做拉伸运动可以放松肌肉、矫正身姿，即使体重没有变化，也可以使形体的轮廓变得更加清晰、线条更加分明，从而使人获得自信，提高减肥的动力。

不仅要做腹部的拉伸运动，也要重视臀部的拉伸运动。臀部有一块叫作臀大肌的肌肉，它和腹部肌肉一样，会因为运动不足、年龄增长等原因而变得僵硬。而臀大肌一旦变得僵硬的话，人体的骨盆就会向后倾斜，为了保持平衡，背部便会无意识地弯曲，最终形成驼背。同时，骨盆向后倾斜，臀线也会下移，导致人的体态差、体形不佳，看起来比实际年龄大。所以要重视拉伸臀大肌，从而获得自然挺拔的身姿和翘臀。

具体动作会在下一页详细介绍。臀部的拉伸运动很简单，大家只需要进行地板运动便可完成。请大家结合 Day 6 介绍的腹部拉伸运动一起练习。

拉伸运动的魅力在于见效快。做的次数越多，效果越好，而且它还可以缓解疲劳、消除压力。因此，希望大家每天都要坚持拉伸。

臀部拉伸运动

臀部的肌肉——臀大肌变僵硬会造成骨盆后倾、屁股下垂。
这样不仅显得腿短，还会导致驼背。
所以努力恢复身体柔韧性，从而提升臀部线条吧。

左右各**10**秒 × **1~3**组

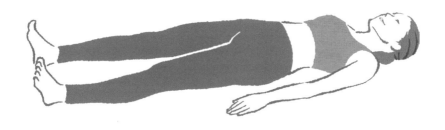

1

平躺在地板上，双腿微微分开，
全身放松。

伸展的腿注意不要
离开地面。

抱住一条腿，尽可能使
其贴近胸部。

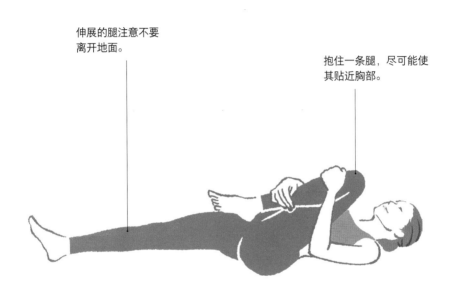

2

把一条腿抬起弯曲，用双手抱住，尽可能使
其靠向胸口，自然呼吸，保持10秒。

营养

每顿饭的主菜
必须要有鱼或肉

Point

● 要积极地摄取蛋白质，从而**增加身体肌肉量，
提高基础代谢**

● 鱼和肉是**增加饱腹感**的关键

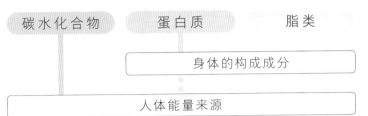

三大营养素的作用

碳水化合物　蛋白质　　　脂类

| 身体的构成成分 |

| 人体能量来源 |

蛋白质建议摄入量

[标准]

体重 × 1.0g

[减肥中]

体重 × 1.2~1.4g

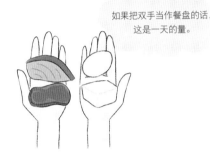

如果把双手当作餐盘的话，这是一天的量。

优质的蛋白质来源

减肥期间，每顿饭的主菜一定要有鱼或肉。因为鱼和肉中含有丰富的蛋白质，而蛋白质是三大营养素之一，是形成肌肉不可或缺的重要营养素，所以摄取蛋白质可以防止减肥期间肌肉流失。

多摄取蛋白质，养成健康好身体

由于鱼和肉很容易让人产生饱腹感，所以令人欣喜的是它还可以让人避免饮食过量。

蛋白质是构成人体的重要成分，约占人体重量的20%，是人体内唯一不能储存的营养素，所以必须要每天积极摄取。

Day 11

心理 & 大脑

高调宣布减肥

Point

● 通过减肥宣言，**让"他人的眼睛"成为自己强有力的助手**

● 消除"容易勾起食欲"的诱惑，**培养可以长期坚持的良好生活习惯**

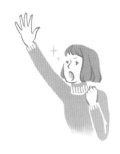

宣布减肥之后，也容易获得身边人的支持。在社交软件上宣布自己减肥的消息，可以让更多的人知道，这也可以给自己带来良性压力。

大声宣布："我正在减肥！"

为了变得苗条美丽，调节压力、改善饮食、做拉伸运动这些点滴的努力是必不可少的。

但是，在这个过程中，大家有时也会感到挫败，这时"减肥宣言"可以给予我们支持与鼓励。例如，如果提前告诉身边的人自己正在减肥，那么同事便不会再在公司休息的时间给你推荐小零食，和朋友出去吃饭的时候，也方便挑选一些健康饮食的餐厅。

另外，通过宣布减肥，也可以使"他人的眼睛"成为自己强有力的助手。因为当你下意识地把手伸向甜食或者不小心吃多的时候，你更容易感受到他人的目光，从而克制自己的行为。

改善"勾起食欲"的饮食环境

另外，为了确保减肥成功，消除容易勾起食欲的诱惑也势在必行。

"晚饭后习惯吃零食"的人尽量不要在家里囤零食，"外出就餐习惯点油腻食物"的人尽量自己做饭吃。

在改变这些生活习惯的过程中，还应该让家人、朋友等身边的人知道自己在减肥，这样可以很好地让他们帮助到自己。

心理 & 大脑

通过高质量睡眠避免暴饮暴食

Point

● 高质量睡眠可以**抑制压力引发的暴饮暴食**

● **把 7.5 个小时作为目标**，保证每天 6 个小时以上的睡眠时间

● 保证**稳定的睡眠时间和规律的起床时间**

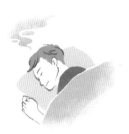

睡得越安稳，越容易忘掉那些不必要的记忆，比如消极的情绪、痛苦的经历。

·················· 获得高质量睡眠的建议 ··················

睡眠周期

入睡

大约90分钟　快速眼动睡眠

睡眠的深度

得到充分的休息进而……压力，至少要重复 4 组非快速眼动睡眠和快速眼动睡眠，所以每天至少要睡 6 个小时，理想状态是 5 组，即 7.5 个小时。

为了提高质量睡眠，重视睡眠时间

为了持续高效地减肥，应让身体保证充足睡眠。而想要做到这一点，那么应该保持稳定规律的就寝时间和起床时间，保证每天至少 6 个小时的睡眠时间（理想时间是 7.5 个小时）很重要。

睡眠可以缓解压力，从而抑制食欲

睡眠的遗忘作用可以帮助大家减轻压力，从而避免暴饮暴食。

科学证实，睡眠时间变短，会促进"饥饿激素"（有刺激食欲的作用）的分泌，减少"瘦素"（有抑制食欲的作用）的分泌。

营养

不是戒糖，而是减糖

Point

● 知道"糖类"和"糖"的区别，**让身体不易堆积体脂肪**

● **正确摄取"糖类"**

碳水化合物的构成

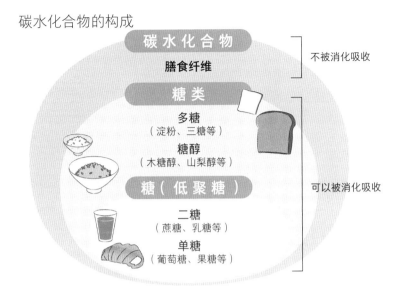

碳水化合物

膳食纤维

不被消化吸收

糖类

多糖
（淀粉、三糖等）

糖醇
（木糖醇、山梨醇等）

糖（低聚糖）

二糖
（蔗糖、乳糖等）

单糖
（葡萄糖、果糖等）

可以被消化吸收

糖分为"单糖"和"二糖"，水果里所含的果糖和葡萄糖属于"单糖"，白砂糖和蔗糖属于"二糖"。而糖类主要指的是多糖类，存在于谷物、薯类、蔬菜等各种食物中。

吃糖容易堆积体脂肪

　　为了控制饮食而完全不吃含糖食物是错误的，减少糖类的摄入才是正解。

　　糖类被人体消化、吸收的速度很慢，而吃糖还会使血糖值升高，容易造成体脂肪堆积。在这之后血糖值又会下降，使人产生饥饿感。

当心！有些调味料含糖量很高

　　为了给汽水或者酱料、沙拉酱这样的调味料增加甜味，使其味道更好，生产厂家会在其中添加一种叫作"果葡糖浆"的液体甜味剂，它含有大量的糖。因此，平时要练就一双"火眼金睛"，尽可能避免选择这类调味料或饮品。

运动

通过拱形拉伸，塑造美丽身姿

Point

● 身姿是身体的表情，**矫正身姿可以增添魅力**

● 通过拉伸运动，**拉伸肌肉，矫正身姿**

● 强化腹直肌，**"消灭"小肚子**

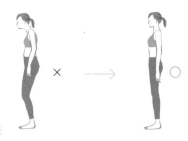

正确的体态可以让你的体形更加有魅力。最理想的体形是身体肌肉和体脂肪比例适当，但好不容易练成了理想的体形，如果你的体态不好看的话，魅力也会下降。换言之，即便你的体脂肪多、肌肉少，但如果体态端正，身材依然会显得匀称又好看。

并且体态是可以快速矫正的。矫正体态展现迷人体形后，看着镜子里的自己、照片里的自己，减肥的动力会大大增加，并且从他人那里获得的称赞也是对自己的一种奖励。

想要获得有魅力的身姿，首先应该进行的是腹部肌肉和臀部肌肉的拉伸运动。即使只练习 Day 6 和 Day 9 介绍的这两种拉伸运动，也可以很好地矫正身姿。通过练习这两种拉伸运动，我想大家能够切实地感受到腰身变细了，胸部和臀部的线条也发生了变化。但是，这两个都是需要躺下的地板运动，在办公室等外部场所很难进行。

因此，下一页将介绍一种"拱形拉伸"运动，站着的状态就可以完成。它不仅可以拉伸腹部肌肉和臀部肌肉，还可以拉伸容易变得僵硬的胸部肌肉和颈部肌肉。

除此之外，为了长久保持美丽身姿，平时要有意识地保持端正的姿势。

拱形拉伸运动

拱形拉伸运动可以同时拉伸颈部、胸部、腹部、
臀部、大腿内侧等 5 个部位的肌肉。
在工作或者做家务的休憩时间里，也请大家多多练习。

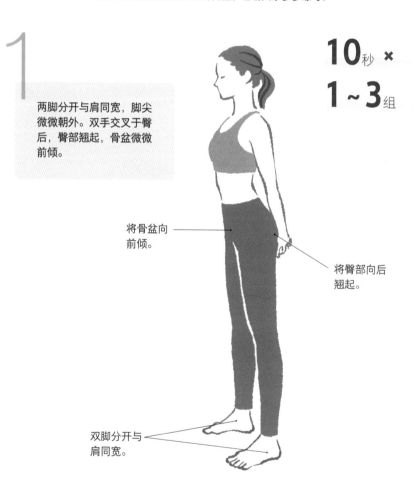

1

两脚分开与肩同宽，脚尖
微微朝外。双手交叉于臀
后，臀部翘起，骨盆微微
前倾。

10秒 ×
1~3组

将骨盆向
前倾。

将臀部向后
翘起。

双脚分开与
肩同宽。

向斜上方看,
适应之后看向天花板。

挺起胸膛。

肩膀向后拉伸,
让肩胛骨靠拢。

双手交叉,
向后、向下拉伸。

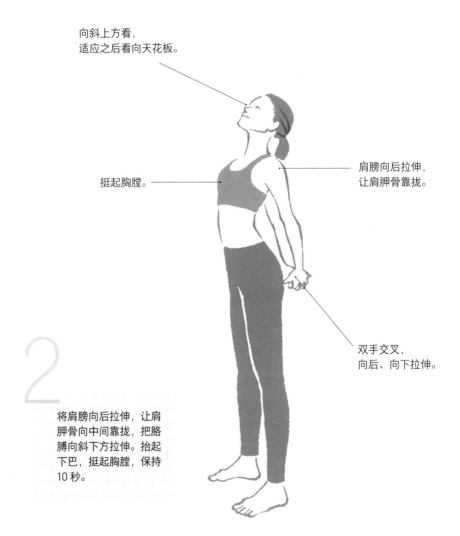

2

将肩膀向后拉伸,让肩
胛骨向中间靠拢,把胳
膊向斜下方拉伸。抬起
下巴,挺起胸膛,保持
10 秒。

心理 & 大脑

掌握最有效的
泡澡方法

Point

● 泡澡是**很有效的放松方法**

● **38~40℃ 的热水**最适合放松身心

● 通过浮力和水压来**消除肌肉疲劳**

通过泡澡使副交感神经处于优势地位

就像前面介绍的那样，压力是减肥的大敌。要想缓解压力，就需要抑制令身心处于紧张状态的交感神经，保证可以让身体放松的副交感神经处于主导地位。

在 Day 4 中我们也提到过，泡澡能让副交感神经处于优势地位，是一种放松身心的好办法。大多数独居的人、平时工作忙碌的人基本只淋浴不泡澡，淋浴虽然可以去除身上的污垢，却无法对交感神经起到抑制作用。因此，越是感到压力大的人，越应该留出泡澡时间，放松自己，让身心都处于舒适的状态。

用温度适中的热水进行全身浴

接下来，向大家介绍一下可以有效放松身心的泡澡方法。

首先要注意温度。水温太高或太低，都容易导致交感神经变得兴奋。适宜的温度应该在 38～40℃，人泡在温度适中的热水里，至少要泡 5 分钟，5 分钟之后才能感受到身心的紧张感有所缓解。

虽说半身浴也有益于身心健康，但如果想要彻底消除疲劳，还是建议大家进行全身浴，因为全身浴消除肌肉疲劳的效果更好。原因在于进行全身浴时，肌肉会在水的浮力作用下从重力中解放出来，同时，水压可以促进人体的血液循环。

若进行全身浴时感到有压迫感，那么建议大家交替进行全身浴和半身浴。

营养

把酒精看作主食

Point

- 酒精很容易**使人发胖**

- 下酒菜**选低脂肪、高蛋白**的食物

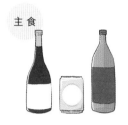

主食

日本酒、啤酒、烧酒等

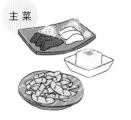

主菜

生鱼片、凉拌豆腐、毛豆等

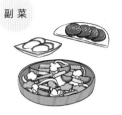

副菜

凉拌西红柿、腌菜、蔬菜沙拉等

饮酒要适度

日本厚生劳动省建议每日摄入的纯酒精量不应超过20g。

相当于纯酒精20g的各类酒的对应酒量

酒的种类	酒量
啤酒（5%vol）	500mL
日本酒	180mL
威士忌	60mL
烧酒（25%vol）	100mL
葡萄酒	200mL
酒精饮料（7%vol）	350mL

喝酒会影响减肥，最好节制饮酒

　　大量饮酒后，酒精会使人体的血糖值升高，身体开始囤积脂肪，并且酒精不仅有增进食欲的作用，还会影响大脑新皮质的功能性，使人理性下降，难以抑制食欲。因此，减肥时把喝酒的频率和量都减少一半吧。

把酒精作为主食，下酒菜要三菜一汤

　　大家喝酒的时候，建议要把酒精作为主食，也就是说喝酒的时候就不能吃主食了。下酒菜和平常吃饭时一样最好是三菜一汤，并且选择低脂肪、高蛋白的食物。另外，尽量点两个以上以蔬菜为主的菜品。

运动

慢慢地坐到椅子上

Point

● **"慢动作运动"** 可以锻炼肌肉

● 首先锻炼**臀部和大腿**

● 花 **2~5 秒的时间坐到椅子上**

"慢动作运动"由于减肥效率高且同时可以锻炼肌肉而备受人们的关注。这种运动具体指的是慢慢地下移身体和重心,一边拉伸肌肉一边增加负荷。用锻炼胸大肌的卧推来举例,就相当于把举起的杠铃慢慢放到胸前的动作。若用日常活动来举例,那么大家平时慢慢地坐到椅子上的时候,走楼梯慢慢下楼的时候,登山时慢慢下山的时候,这些肌肉活动就都属于这种"慢动作运动"。

相较于以前的肌肉锻炼,这种运动会稍微轻松一些,并且相关研究证明这种运动在短时间内就可以体现减肥的效果。例如把重物一下子举起来,然后慢慢地放下,这样就可以把普通的肌肉锻炼变成"慢动作运动"。

"椅子深蹲"运动可以使身体不易变胖

"椅子深蹲"是一种只需慢慢坐在椅子上即可完成的慢动作运动。今天就开始练习一下吧。

这项运动不仅在日常生活中简单易行,还可以锻炼臀部、大腿等下半身的肌群。人体下半身集中着全身60%~70%的肌肉,所以锻炼下半身肌肉,可以提高身体的新陈代谢,让你不易变胖。

但有一点需要大家注意,就是椅子要稳,详细内容会在下一页说明。大家赶紧行动起来吧,每次在家或在办公室等室内场所坐椅子的时候,尽量花2~5秒的时间慢慢坐下去。

Day 17

椅子深蹲

在日常生活中坐椅子的时候，花 2~5 秒的时间慢慢坐下去。

1日**10**次

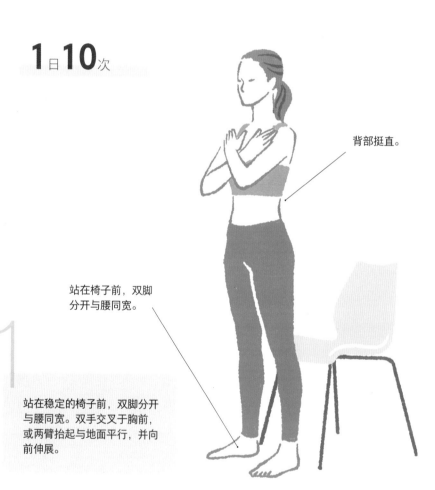

背部挺直。

站在椅子前，双脚分开与腰同宽。

1

站在稳定的椅子前，双脚分开与腰同宽。双手交叉于胸前，或两臂抬起与地面平行，并向前伸展。

2

一边吸气，一边花 2~5 秒
的时间慢慢地坐到椅子上。
一边吐气，一边在 1 秒内
站起来。

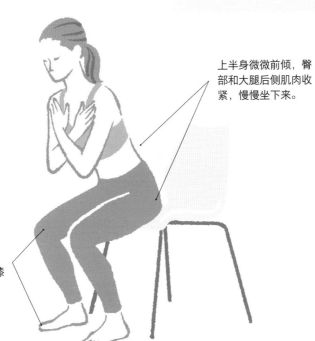

上半身微微前倾，臀
部和大腿后侧肌肉收
紧，慢慢坐下来。

注意脚尖朝前，膝
盖不要向外张开。

心理 & 大脑

减肥时不仅要评价结果，也要评价过程

Point

● 即使短时间内看不到效果，但**只要朝着正确的方向努力，一定会有所收获**

● 通过**自我表扬**来激励自己

尽管数字上体现不出来，但我们自己知道过程有多辛苦，
所以不要忘记给坚持下来的自己点赞

过 程

- 主动喝水
- 减糖饮食
- 睡前做拉伸运动
- 不坐电梯，选择走楼梯

虽然需要花费一个月左右的时间才会明显看出效果，
但他人的称赞也是一种巨大的奖励

成 果

- 体脂肪减少3kg
- 腰围减少5cm

减肥出效果，需要一定的时间

因为 1 天最多只能减少 50～100g 的体脂肪，所以减少 1kg 体脂肪需要 10～20 天的时间。并且，由于是要减掉全身的脂肪，所以至少得付出 1 个月左右的努力，才有可能听到别人夸赞自己"你瘦了呢""你变漂亮了"。而且大家需要明白，即使通过正确的方法取得了稳步的成果，但想要达成目标、获得他人的赞美，还需要花费更多的时间。

自己表扬自己，保持干劲

一定要记得在本书最后的"减肥自查表"中进行记录，并对整个过程进行自我表扬，同时对于一些只有自己才知道的变化给予好评，比如上楼梯变得轻松、血液循环变好了。

营养

停止不良的
"非必要进食"

Point

● **为了减压而吃东西**是减肥最大的敌人

● **调节压力**，防止因为压力大而暴饮暴食

● 对 "**冲动进食**" "**剩菜处理**" "**社交进食**"
说 NO！

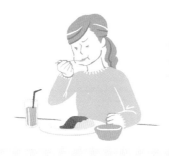

一些不良饮食习惯
会导致变胖。

☑ **压力进食** | 当在工作或人际关系中感到压力时，通过吃东西来排解压力。

☑ **冲动进食** | 虽然不是特别想吃，但会不自觉地伸手拿面前的食物吃。

☑ **剩菜处理** | 面对家里的剩菜或者快要过期的食物，觉得扔了可惜而吃掉。

☑ **社交进食** | 因不忍心拒绝他人分享的点心或零食，硬着头皮也要吃掉。

消除压力，避免"非必要进食"

容易导致肥胖的不良饮食习惯中，有一种叫"非必要进食"，它指的是明明不饿但还是选择吃东西的进食行为。其中最典型的就是为了消除压力而吃一些食物的"压力进食"。让我们通过高质量的睡眠、有效的泡澡等方式来调节压力，进而避免"非必要进食"吧。

回顾自己的生活，重新审视自己容易出现的不良饮食行为

"非必要进食"除了"压力进食"外，还包括"冲动进食""剩菜处理""社交进食"等不良饮食习惯。其中，"冲动进食"指不自觉吃掉面前的食物；"剩菜处理"指因为害怕浪费而吃掉剩饭剩菜或者快要过期的食物；"社交进食"是指他人分享了点心或零食不好意思不吃或者饭桌上在他人的劝说下吃下很多东西。

心理 & 大脑

对自己抱有期待

Point

● 相信自己"一定可以减肥成功"，并**积极付诸行动**

● 认可自己每天的表现，**增加自信**

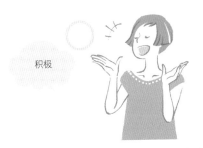
积极

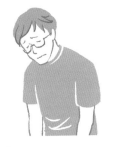
消极

对自己抱有期待，减肥必然成功

你一定看到过一些获得极高成就的运动员在面对媒体采访时会说："我一直相信自己可以做到。"正因为他们相信自己会成功，对自己抱有期待，并付诸行动，所以才能获得成功。同样，这种心理暗示的方式对减肥也很有用。

人类都具备这样一个特性，就是当自己所希冀之事变成现实时，就会自发付诸行动。这是一种被称作"预示自我成就"的心理学现象。所以如果一个人嘴上说着或者心里想着"我一定会减肥成功"，那么他/她就能够坚持下去，成功的概率也会增加。相反，如果一个人心里想的是"我意志力比较薄弱，减肥肯定会失败"，他/她可能更容易失败。同样是正在努力减肥的人，越是心态积极、充满自信的人越是容易成功，而对自我评价低的人则越容易失败。

注意不要说一些消极的话

那些容易产生消极情绪的人，从今天开始请高度评价自己，多说一些对自己抱有期待的话，例如，"我不需要吃太多""减肥什么的，轻松搞定"。你的心态也会逐渐变得积极起来。

另外，认可自己每天的表现并表扬自己，这点也很重要，比如对于"今天舒服地泡了个澡，身心得到了放松""没有吃零食"这样的表现要好好夸奖一下自己。通过这种方式，可以让自己慢慢建立自信，减肥也就更容易成功。

运动

把楼梯变成健身器材

Point

- 楼梯是 **"免费的健身房"**

- **只需要下楼梯**即可

- **锻炼腿和腰可以提高基础代谢**，使身体瘦下来

* 手摸了楼梯扶手之后，一定要洗手或者消毒。

楼梯是"免费的健身房"

　　在这一节将会介绍日常生活中可以有效锻炼下半身的"下楼梯瘦身法"。正如 Day 17 所讲到的，下楼梯属于"慢动作运动"，有助于减肥，而楼梯可以称得上是随处可见的"免费健身房"。上楼使用扶梯或电梯都可以，只要下楼时走楼梯即可达到锻炼目的。而且因为只是下楼梯，所以对身体的负担较小，在日常生活中可以轻松地完成。以减肥为目标的话，一天至少要走 4 层楼。

　　关于下楼梯瘦身法的要点，会在下一页详细说明。需要提醒大家注意的是，一定要把背挺直，端正姿势，并且不要着急，要一个台阶一个台阶慢慢地下。还有很重要的一点是一只手自然摆动，另一只手用手指轻轻扶着扶手，这样可以确保安全。

到了 80 岁，肌肉量会比 20 岁时减少一半

　　到了 80 岁，肌肉量会比 20 岁时减少一半，因此锻炼肌肉显得尤为重要。随着年龄的增长，人体新陈代谢减慢，人也就更难变瘦，所以一定要有意识地进行锻炼。尤其是人体下半身集中了身体的大部分肌肉，在"椅子深蹲"的基础上，再加上下楼梯运动，肌肉锻炼的效果会更好。

　　除此之外，锻炼下半身肌肉还有一个令人欣喜的效果，那就是促进 IGF-1[①]的分泌，这种激素有助于全身肌肉的生长。现在就开始练习，慢慢把下楼梯变成一种习惯吧。

注：①类胰岛素一号生长因子，也被称作"促生长因子"。

下楼梯瘦身法

下半身集中了身体大部分的肌肉，下楼梯的动作可以很好地锻炼下半身。
为了高效安全地进行，请大家掌握本篇介绍的正确姿势。

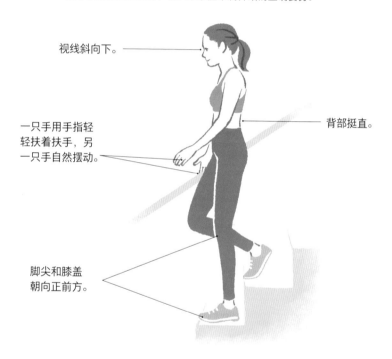

视线斜向下。

背部挺直。

一只手用手指轻
轻扶着扶手，另
一只手自然摆动。

脚尖和膝盖
朝向正前方。

收紧下巴，眼睛向斜下方看，脚尖和膝盖朝向
正前方，一步一步慢慢地下楼梯。背部挺直，
保持上半身和地面垂直。

*手摸了楼梯扶手之后，一定要洗手或者消毒。

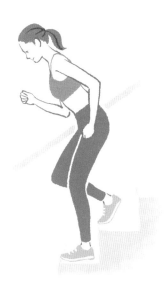

NG

视线看向正下方，
背部弯曲。

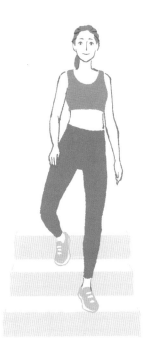

NG

双脚和膝盖向外打开，很难
对肌肉起到锻炼效果，还会
加重膝盖的负担。

营养

在外就餐也要保证
三菜一汤

Point

● 即使在外就餐也要**保证三菜一汤**

● 选**菜品丰富**的餐馆

● 少吃纯面食，**用配菜来补充**

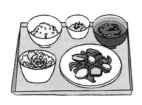

可以选择小碗菜、
粗粮等食物

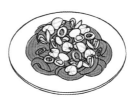

吃意大利面时，
请搭配多种配菜

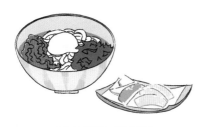

吃乌冬面的话，通过配菜、
副菜来均衡营养

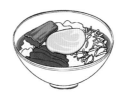

吃拉面要搭配
一些叉烧肉和蔬菜

在外就餐要保证三菜一汤

在外就餐的时候，也要考虑营养均衡，尽量做到三菜一汤。推荐去可以自由选择配菜，或者有荤素搭配套餐售卖的餐馆，这样就可以兼顾低热量和营养均衡。就餐时也可以选择粗粮，减少主食，搭配丰富的菜品，根据自己的喜好享受美食。

吃面食时注意营养均衡

大多数面食都不会再单独搭配主菜或副菜，所以很难做到营养均衡。因此，一定不要只吃面条，通过加一点肉和小菜来实现营养均衡。

运动

注意站姿和走路姿势

Point

● 正确的站姿和走路姿势可以**改善身体线条**

● 正确的站姿也可以**预防肩酸和腰痛**

● 走路的时候要**让脚尖和膝盖朝前**

只要姿势正确，线条就很美

就如我之前和大家讲的那样，拉伸腹部和臀部的肌肉，挺直背部，保持正确的姿势，整个人的线条看起来就会很美。另外，由于正确姿势不会对身体造成负担，运动起来也会比较轻松，日常生活的运动量也会随之增加。因此，姿势和易瘦体质有着某种联系。

调整姿势的时候，首先要调整脚。因为人的肌肉是联动的，一个部位发生变化，整个身体为了保持平衡会在无意识中进行同步调整，这个效应被称为"运动连锁"。所以只要调整好脚的姿势，整个身体的姿势也就摆正了。

从大腿内侧开始发力，拉伸背部肌肉

站立的时候，双脚稍微打开，脚尖和膝盖朝前，大腿内侧微微发力，有意识地把重心落在脚掌内侧。这样的话，你的骨盆会自然摆正，背部也会自然挺直，肩膀会自然向后伸展，头的位置也会正好位于脊椎上方。这样的站姿，头、肩膀、腰、膝盖等部位对身体的负担较小，有助于预防和改善身体各个部位的疼痛。

走路的时候也需要着重注意脚的姿势。走路是站姿的延续，所以走之前双脚要微微分开，注意让脚尖和膝盖朝向正前方。这样走路，步子会自然变大，走起路来会更加顺畅。当然，人也会看起来更加年轻挺拔，走路姿势就会更好看。

正确的站姿

这一部分将会介绍正确站姿的要点。
人的站姿正确，不仅会看起来身姿挺拔，也有助于减肥。

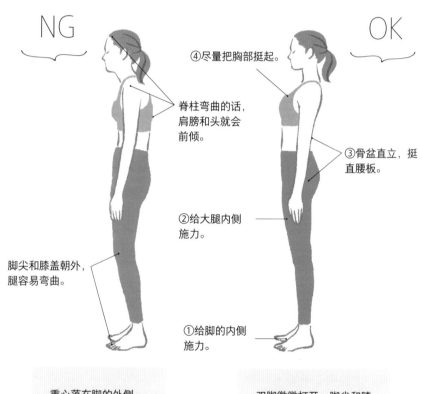

NG

OK

④尽量把胸部挺起。

脊柱弯曲的话，
肩膀和头就会
前倾。

③骨盆直立，挺
直腰板。

②给大腿内侧
施力。

脚尖和膝盖朝外，
腿容易弯曲。

①给脚的内侧
施力。

重心落在脚的外侧，
骨盆会后倾，脊柱容
易弯曲，肩膀和头容
易前移。

双脚微微打开，脚尖和膝
盖朝向正前方之后，按照
①－④的顺序从下到上调
整姿势。

正确的走路姿势

走路姿势要在上一页介绍的"正确站姿"的基础上进行。
有意识地调整基本站姿之后再走，这样走路姿势才更好看。

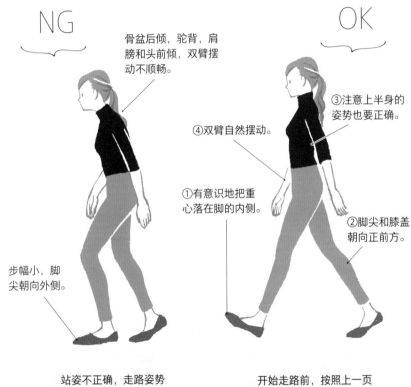

NG

OK

骨盆后倾，驼背，肩膀和头前倾，双臂摆动不顺畅。

③注意上半身的姿势也要正确。

④双臂自然摆动。

①有意识地把重心落在脚的内侧。

②脚尖和膝盖朝向正前方。

步幅小，脚尖朝向外侧。

站姿不正确，走路姿势也会不正确。

开始走路前，按照上一页的内容先端正站姿。一边按照①－④的顺序调整姿势一边行走。

营养

通过三种食材加速减肥，改善肠道环境

Point

- **膳食纤维**可以增加饱腹感，改善肠道环境

- **海藻类**富含水溶性膳食纤维，可以减缓血糖值上升速度

- **菌菇类和魔芋**富含不可溶性膳食纤维，能够改善便秘

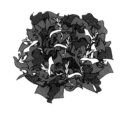

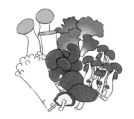

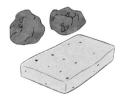

海藻类   菌菇类   魔芋

三种食材的好处

· 热量非常低
· 膳食纤维丰富
· 增加饱腹感
· 改善肠道环境，防止便秘或腹泻
· 改善皮肤状态

膳食纤维是减肥的好帮手

海藻类、菌菇类、魔芋这三种食材蕴含丰富的膳食纤维，虽然热量非常低，却可以给人带来饱腹感。海藻类富含的水溶性膳食纤维可以抑制身体对胆固醇的吸收，避免进餐后血糖值急速上升。菌菇类和魔芋富含的不可溶性膳食纤维可以在肠道中大量吸收水分，增加大便的量，所以有助于改善便秘。

改善肠道环境，助力身体健康

膳食纤维也有助于促进益生菌的生长和繁殖，改善人体肠道环境。多吃这三种食物，不仅可以加快减肥进度，还有利于身体健康。

运动

体重减轻后，
挑战爬楼梯

Point

● 一步一个台阶慢慢爬楼梯，爬两层楼即可**获得深蹲一样的效果，且效果显著**

● 增加 3kg 肌肉，人体可以**多消耗 50kcal 热量**

* 摸了扶手之后一定要洗手或消毒。

通过爬楼梯，增强肌肉的力量

易瘦体质养成计划已经过去 24 天，在这些天里，我从多个角度介绍了减肥瘦身的方法，包括拉伸运动、姿势调整方法、下半身肌肉锻炼，大家也都进行了实践。应该有不少人已经实际感受到"体重变轻了"。从今天开始，我将带大家挑战爬楼梯，加快下半身肌肉的增长速度。

爬楼梯和深蹲效果相同

做法很简单，以正确的姿势站在楼梯前，先一步一个台阶地慢慢爬。今天开始，不要再坐电梯了，改为爬楼梯，每天的目标是至少爬两层楼。

坚持一段时间之后，爬两层楼梯变得越来越轻松，那么接下来，开始尝试一步跨两个台阶。这个和用单脚做深蹲的运动效果一样，是一种非常有效的肌肉锻炼法，具体方法请看下一页。

它的重点在于只靠位于上方的一条腿发力将身体抬起。这样可以更好地锻炼小腿肚和大腿根部的肌肉。这种一步跨两个台阶的爬楼梯法建议大家两天做一次。

肌肉每增加 3kg，人体一天内可以多消耗 50kcal 热量。所以，为了养成易瘦体质，为了弥补减肥过程中流失的那部分肌肉，让我们充分利用免费的健身房——楼梯。

Day
25

爬楼梯瘦身法

当穿着方便运动的裤子时，一定要尝试一下这个锻炼方法。
通过一步跨两个台阶的方式爬楼梯，可以获得很好的肌肉锻炼效果。

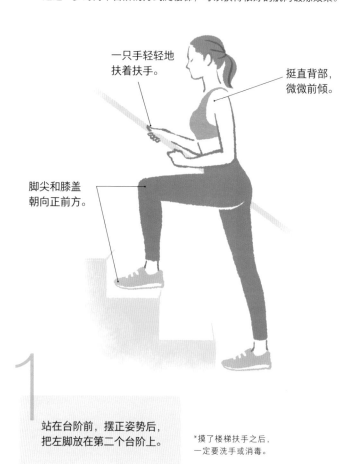

一只手轻轻地
扶着扶手。

挺直背部，
微微前倾。

脚尖和膝盖
朝向正前方。

1

站在台阶前，摆正姿势后，
把左脚放在第二个台阶上。

*摸了楼梯扶手之后，
一定要洗手或消毒。

2

尽可能地只用左腿
小腿肚和大腿的力
量将身体抬起。

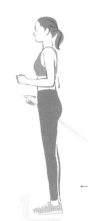

两脚并拢，以
免速度过快。

3

双脚并拢站立，然
后抬起右脚，一步
跨两个台阶继续往
上走。

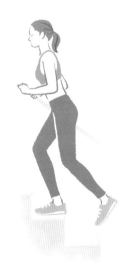

运动

通过锻炼背肌，
进一步提高代谢

Point

● 继下半身之后应该锻炼的是 **"躯干"**

● 锻炼**背肌比腹肌更重要**

● 锻炼下半身肌肉和背肌，意味着**全身约 80% 的
肌肉都得到了锻炼**

不管是为了美丽还是健康，我们最先应该锻炼的是下半身肌肉，因为它是整个身体肌肉的基础。并且，坚持锻炼下半身肌肉一段时间后，等身体适应了这种锻炼强度、感到有余力后，接下来就应该锻炼身体的"柱子和墙壁"——躯干。

一说到躯干锻炼，大家就会想到腹肌运动吧。事实上，相对于腹部的腹肌，腰部的背肌更为重要。

原因有两个。第一个原因是，相对于腹直肌等腹部肌群，竖脊肌等背部肌群更有力量，作为维持人体姿势、抵抗地球引力的肌肉被称为"抗重力肌"，支撑脊柱使上半身挺起的抗重力肌不是腹肌而是背肌。因为人不论是站着还是坐着，都需要挺直背部，所以背肌一直在发力，这也是为何背肌容易感到疲惫酸痛的原因，但几乎没有人会同时感到腰痛和腹肌痛。

另一个原因是，随着年龄的增长以及越来越缺乏锻炼，身体的肌肉越来越容易衰老，而背肌比腹肌更容易衰老。

不管你是想要保持美丽还是健康，只需锻炼下半身肌肉和背部肌肉就可以锻炼全身 80% 的肌肉。而且，锻炼背肌不仅可以加快代谢，还可以让背部更加挺直，从身姿上让自己显得更年轻挺拔。除此之外，强化背部肌肉，也有助于预防和减轻腰痛。

反向拉伸运动

该运动可以锻炼脊柱周围的竖脊肌等背部肌群。
坚持做下去，代谢会进一步提升，身姿会变美。
它也是预防腰痛的好方法。

10秒 **×** **1~3**组 　一周做2~3次

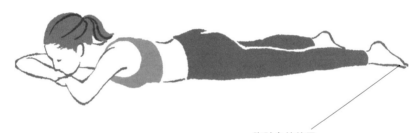

脚趾自然伸展。

1

趴在地上，双脚张开与腰同宽。
双手叠放在下巴下方。

向后仰的时候不要用力，腹部
和下半身要保持紧贴在地板上。

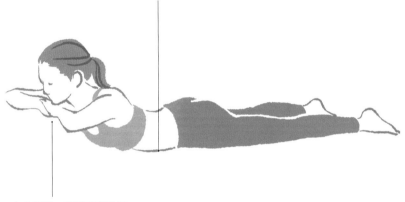

上身后仰，直到手离地板
15~20cm。

2

一边吐气，一边在 1~2 秒内将上半身抬起；
一边吸气，一边在 2~3 秒内回到原来的位置。

运动

在日常生活中
增加运动量

Point

● 有意识地**增加日常生活中的运动量**

● 相较于乘地铁或公交车，**平常走路消耗的能量是其 4 倍**

● **增加 NEAT，也可以缓解疲劳**

关注 NEAT（非运动性身体活动代谢）的消耗量

如果你想加快减脂速度，可以考虑通过全身运动来增加能量消耗。虽说是全身运动，但也不必进行游泳、跑步这样的激烈运动，可以选择一些日常生活中更容易实行、更易坚持的运动，比如散步、做家务等，提高运动量。推荐大家通过增加 NEAT（非运动性身体活动代谢）的方法来增加全身运动量。

一天内消耗的能量中，身体活动消耗的能量占 20%～30%，只要没有做什么剧烈的运动，那么大部分的能量都消耗在 NEAT 上。值得一提的是，胖的人比瘦的人消耗的 NEAT 要少一些。

在身体可承受范围内增加活动量

为了增加 NEAT，从今天开始，希望大家缩短坐着的时间。相对于坐着做事，站着做消耗的能量是坐着的 1.2 倍。建议大家给自己制订一些规则，比如使用电脑的时候坐着，那么使用手机的时候尽量站着。接下来是尽可能地多走路，因为步行消耗的能量是乘坐公共交通工具所消耗能量的 4 倍。在自己可承受的范围内尽量选择步行，尽量不网购、不点外卖；尽量去远一点的大型超市购物而不是去附近的便利店；坐地铁或公交车回家的时候，尽量提前 1～2 站下车，然后步行回家。

现代人的疲劳大多是静态疲劳，也就是长时间坐在椅子上保持着相同的姿势，从而产生因血液循环不畅导致的肌肉疲劳。这种疲劳无法通过休息缓解，需要通过运动来消除。因此，增加 NEAT 可谓是一石二鸟。

一天中能量消耗的详细情况

在全天消耗的能量中，用于维持生命的基础代谢消耗占 60%~70%。
含有 NEAT 的身体活动代谢占 20%~30%，饮食过程伴随的食物诱导性产热占 10%。

能量消耗的比例

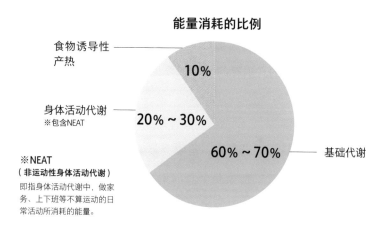

食物诱导性
产热

10%

身体活动代谢
※包含NEAT

20% ~ 30%

60% ~ 70% —— 基础代谢

※NEAT
(非运动性身体活动代谢)
即指身体活动代谢中，做家
务、上下班等不算运动的日
常活动所消耗的能量。

可以增加NEAT的日常活动

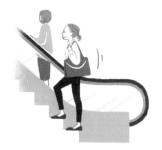

移动时不借助工具

不坐扶梯，移动时尽可能
选择步行或爬楼梯。

购物

不依靠网购、外卖；去远一点的大型超市购物，而不是去楼下的便利店。

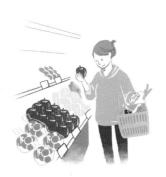

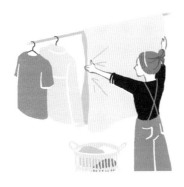

晒衣服

不依赖烘干机，自己把衣服晾晒然后收起来。

散步或遛狗

增加散步或遛狗的时间，并尽可能走远一点。

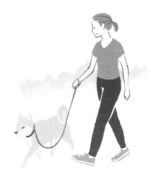

营养

巧妙地选择加餐

Point

● 下午加餐可以**防止肌肉流失**

● 在 **16 点左右**吃完加餐

● 理想的加餐是**接近正餐的轻食或蛋白质丰富
的营养辅助食品**

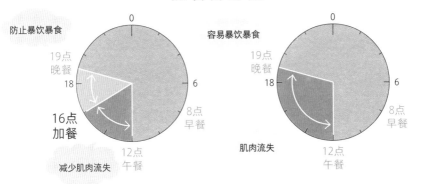

加餐的好处

防止暴饮暴食

0

19点
晚餐

18

6

16点
加餐

8点
早餐

减少肌肉流失

12点
午餐

容易暴饮暴食

0

19点
晚餐

18

6

8点
早餐

肌肉流失

12点
午餐

推荐富含蛋白质的轻食

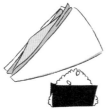

轻食（接近主食和主菜的食物），摄入蛋白质后，肚子就不感到饿了。

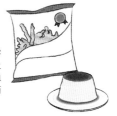

蛋糕、夹心面包、零食会使血糖值急剧上升，之后又会导致血糖值急剧下降，进而增强饥饿感。

16 点吃完加餐，有助于养成易瘦体质

　　每日的进餐分为"三餐＋加餐"是一种比较聪明的饮食法。适宜的时间是在 16 点左右吃完。在这个时间段进行热量为 150～200kcal 的下午加餐，可以防止肌肉分解，减少晚上的饮食量。

理想的加餐是"主食＋主菜"的轻食

　　理想的加餐是三文鱼饭团、火腿奶酪三明治等由主食和主菜组成的接近于正餐的轻食。近年来，人们可以在便利店或者超市买到富含蛋白质的营养辅助食品。把这样的食物当作下午加餐也是一个不错的选择（详见 P082）。

运动

加入腹部运动

Point

● 锻炼了背部肌肉后，开始**锻炼腹部肌肉**

● 掌握正确的姿势，**进行有效锻炼腹部肌群的腹部运动**

如果进行完背部肌肉锻炼之后还有力气的话，接下来可以加入腹部运动。腹部运动分为两种，一种是将上身完全抬起的"仰卧起坐"，另一种是只把背部弯曲的"蜷缩运动"。大家熟悉的仰卧起坐是一种利用腹直肌等腹部肌群将背部弯曲的同时，利用髂腰肌将髋关节弯曲的运动，负压分散在腹部和背部。习惯了仰卧起坐动作，身体也能更加灵活地弯曲髋关节，这叫作代偿动作。抑制代偿针对腹肌群，是高效腹部运动的关键。

首先从确认姿势开始。按照 P079 的图示所示，先坐在椅子上，骨盆紧靠在椅背上，确认自己的脊柱能弯曲到什么程度，确认视线能看到大腿的哪个位置，如果再用力弯曲的话髋关节会变弯，那就要停止。确认之后躺下来，膝盖以下的部位放在椅子上，然后调整位置，使髋关节和膝盖呈 90 度。椅子离身体太远，腰和地板之间会留出很大的空隙，这样一来，挺起腰部的时候就无法很好地弯曲背部。确认好姿势之后，开始弯曲脊背。在脚从座位上抬起来之前，如果能够好好地弯曲的话，就可以对腹部肌群起到很好的锻炼效果。另外，也要检查手和胳膊的姿势，这样可以更有效地锻炼腹肌。

腹部运动的正确方法

锻炼了下半身和背部的肌肉之后，如果还有力气，就再加入腹部运动吧。
如果你掌握了这里介绍的正确姿势，就可以高效地进行锻炼。

1

把脚放在椅子上，使髋关节和膝盖呈90度。手放在头两侧，指尖放在后脑勺下方，收紧手肘。

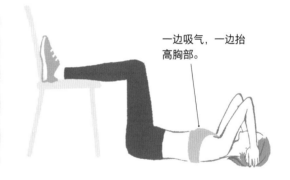

一边吸气，一边抬高胸部。

2

一边吐气，一边在1~2秒内抬起上半身，一边吸气一边在2~3秒内回到原来的位置。

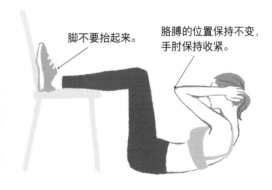

脚不要抬起来。

胳膊的位置保持不变，手肘保持收紧。

确认腹部运动的姿势是否正确

☑确认动作

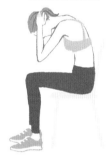

通过坐在椅子上的状态来确认姿势。骨盆要紧靠着椅背。

☑脚的姿势

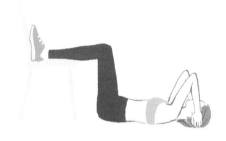

膝盖和髋关节呈90度。椅子离得太远的话，腰和地板之间会产生空隙。

☑胳膊的姿势

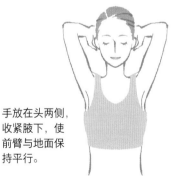

手放在头两侧，收紧腋下，使前臂与地面保持平行。

☑手的姿势

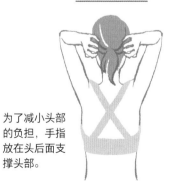

为了减小头部的负担，手指放在头后面支撑头部。

心理 & 大脑

避免减肥半途而废，提前做好思想准备

Point

- **努力过度**是挫败的原因

- **留有进步空间**很重要

- **身心从容**，保持动力满满

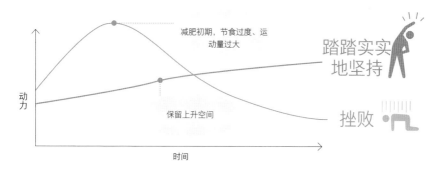

坚持不下去，减肥就无法成功

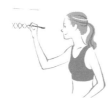

不要一下子做很多，每天踏踏实实一点一点地增加行动是比较理想的状态。

减肥初期"用力过猛"是挫败的原因

初期用力过猛是减肥半途而废的最大原因。在"想变瘦""想变漂亮"这种动力满满的时期，倘若节食过度、运动量过大，就会在不知不觉中给身心带来压力，造成身心俱疲，最终导致减肥以挫败而告终。

留有进步空间和余力，使减肥可以长期坚持下去

为了防止产生强烈的挫败感，不论是控制饮食还是运动，减肥初期都要留有一定的进步空间，让自己留有余力，这一点很重要。这种进步空间和余力是减少压力和疲劳、保持动力的秘诀。

推荐在便利店购买的食物

在便利店买餐食或买点心加餐时，要考虑营养均衡，热量不可过高。

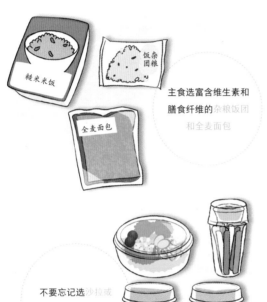

主食选富含维生素和膳食纤维的杂粮饭团和全麦面包

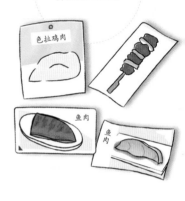

主菜和蛋白质来源选择脂肪少的食物

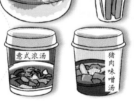

不要忘记选沙拉或汤作为副菜

最适合作为加餐的蛋白质食品

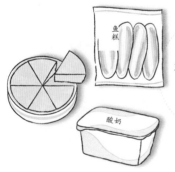

主菜的辅食或者点心选奶酪或酸奶

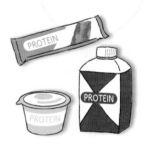

Part 2 减肥的误区

按摩身体，
真的可以瘦下来吗？

脂肪并没有减少，只是水分的位置发生了变化

很多人都曾看到过这样的宣传语——"转移脂肪细胞的位置""促进淋巴循环，排出体内毒素，轻松变瘦"。大家对这种按摩式减肥深信不疑。但是，外部的物理刺激是无法分解消耗体脂肪的。

首先，脂肪细胞的周围分布着血管和神经，脂肪细胞之间紧密相连，所以是无法移动的。通过按摩可以暂时缩小身体的某些部位，其实移动的不是脂肪，而是细胞间的细胞间质液。特别是小腿肚，由于重力作用水分易增加，容易水肿，按摩可以明显消肿，腿也会变细，但是1小时左右便会恢复原状。这显然不会造成脂肪的减少。

脂肪细胞会根据体内激素的指令进行化学分解。例如，肾上腺素这种激素会作用于全身的脂肪细胞，将体内储存的甘油三酯的一部分分解为游离脂肪酸，释放到血液中。进入血液中的游离脂肪酸会到达心脏、肌肉等人体组织，为其提供能量。而这种激素的作用与来自体外的物理刺激也是没有关系的。

但是，按摩在放松身心方面是非常有用的。因为它可以缓解压力，从而抑制过量饮食以减少体脂肪。

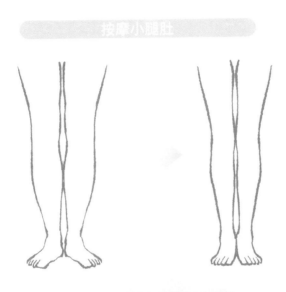

按摩小腿肚

水肿会暂时消失，
小腿会变细，
但很快又会恢复原样。

纠正歪斜的身体，
脂肪就会减少？

正视肥胖的真实原因

我也经常听说一些通过"整骨"来达到减肥目的的手法，比如"胖的原因在于盆骨等部位歪斜""纠正歪斜的身姿可以瘦下来"等。但事实上，即使纠正了歪斜的骨架，体脂肪也不会减少。

确实，如果身体向两边或者前后倾斜，又或者体态极其不美观，那么不仅站立、行走这样的日常行为做起来会比较困难，还会给腰、髋关节、膝盖等部位带来负担，容易引起疼痛。所以这意味着纠正歪斜的身体可以使疼痛消失、让日常活动变轻松，那么体脂肪、体重或许会随之减少。

另外，纠正歪斜的身体，身材会变好。正如前文 Day 14 中告诉大家的那样，骨盆过于后倾的人纠正骨盆位置之后，臀部会翘起来，身材会看起来更加有形。同理，如果纠正了驼背，小腹会自然收紧，胸部会挺起，身姿看起来就会变漂亮。但是纠正歪斜的身体，体重是不会减少的，体脂率也不会下降。

我们回忆一下前面的内容可知，体脂肪增加的最大原因是饮食过量，而饮食过量的背后通常隐藏着的是压力。其次，是运动不足导致肌肉量减少。

　　请大家正视肥胖的真实原因，改善饮食过量和运动不足的状况并努力消除压力。

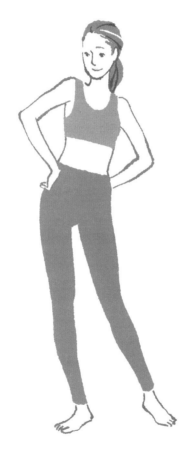

断食、绝食减肥……
不吃东西就能瘦吗?

日后的反弹是很恐怖的

类似"断食减肥""绝食减肥"的极端型减肥是极其危险的减肥法。饮食过量的人出于改善饮食习惯、开启健康生活的目的,在医生的指导下,进行2~3天的轻断食是完全可行的,但是请不要擅自随便尝试。

不建议大家擅自尝试的原因是错误的断食会让肌肉大幅减少。极端的断食确实会让体重和体脂肪在短时间内快速减少。但与此同时,肌肉也会作为能量被分解而流失。然而肌肉是日常消耗能量的主力,当肌肉减少时,相应的能量消耗也会减少,这意味着人体基础代谢变差。换句话说,当身体的基础代谢变差,人就更容易变成易胖体质。由于绝食后身体会变成"能量节省体质",所以一旦恢复原来的饮食习惯,体重会迅速增加,体脂肪也会比以前增加得更多。

除了体重反弹,绝食型减肥还会引发各种身体不适。比如,心律不齐、贫血、骨密度下降、免疫力降低、脱发、失眠等问题,更有甚者可能会出现暴食症、厌食症等进食障碍。另外，绝食型减肥非常容易导致出现威胁生命的脱水症状和低血糖。因此，请大家一定不要盲目节食。

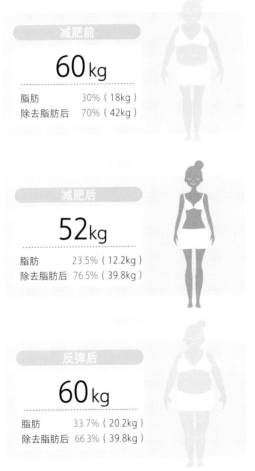

减肥前
60kg
脂肪　　　　30%（18kg）
除去脂肪后　70%（42kg）

减肥后
52kg
脂肪　　　　23.5%（12.2kg）
除去脂肪后　76.5%（39.8kg）

反弹后
60kg
脂肪　　　　33.7%（20.2kg）
除去脂肪后　66.3%（39.8kg）

减肥后，脂肪和肌肉（除去脂肪后计算）会同时减少。
如果反弹的话，因为只有体脂肪增加，所以即使体重相同，
但会变成肌肉少、脂肪多的松弛体形。

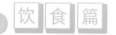

省去某顿饭，
就能迅速瘦下来？

早饭一定要吃

有些正在减肥的人为了减少能量摄入，会省去某顿饭，这是不对的。其中最不提倡的做法是省去早餐。

不应该省去早餐的原因在于，由于人在睡眠过程中不进食，所以如果早上不好好地补充能量，血糖值容易下降，这样不仅大脑和身体不能很好地运作，肌肉也会被分解。而且，吃早餐有帮助我们调整身体节奏的作用。重视并养成良好的身体节奏，不仅能让人一整天都充满活力，也使人更容易获得高质量的睡眠，而这对减肥非常有帮助。

顺便提一下，希望大家养成一个清晨习惯——沐浴阳光。我们人体的生物钟每天约是 25 个小时，而将其进行重置的便是阳光。早上沐浴阳光重置生物钟，14～16 个小时之后，被称为睡眠激素的褪黑素便会开始分泌，人自然而然就会感到困倦开始睡眠。

沐浴阳光之后再吃早餐，通过这样的刺激，人体生物钟会发生重置，大脑和身体的节奏会变得一致。吃早餐的时候，一定要吃能促进体内生物钟重置的食物。早餐要尽量丰富一些，保证营养均衡，为接下来的一天积蓄能量。

关于晚餐，进食时间也很重要。天色越晚，抑制食欲的瘦素分泌得越少，直到慢慢停止分泌，而促进食欲的饥饿激素的分泌量却会增多，所以，晚饭尽可能在睡前 3～4 个小时前吃，大概就是晚上 8 点之前吃完。

不吃早饭的人群比例

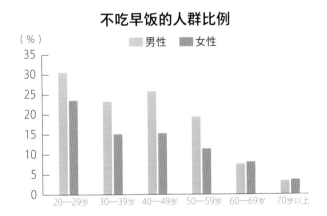

出处：2017 年日本国民健康营养调查

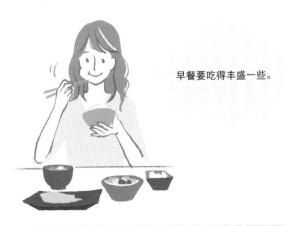

早餐要吃得丰盛一些。

减少糖类，
多吃蛋白质会比较好？

不要过度地限制糖类的摄入

近年来，像健美运动员摄取的高蛋白饮食备受瞩目，但这绝不是推荐给一般人的健康饮食法。为了养成易瘦体质，均衡地摄取蛋白质、脂类、碳水化合物（糖类＋膳食纤维）这三大营养素很重要。蛋白质的英文是 Protein，脂类是 Fat，碳水化合物是 Carbohydrate，取首字母称为"PEC"。

建议大家日常每天摄取的热量构成是：蛋白质 15%～20%，脂类 20%～30%，碳水化合物 55%～60%。正如本书中介绍的那样，在进行肌肉锻炼、减少体脂肪的减肥状态下，所摄取的食物热量中，蛋白质占 25%、脂类占 20%、碳水化合物占 55% 是比较理想的比例。

"减糖、控糖"原本是当下饮食环境中一种改善饮食习惯的健康饮食方式。但网络上出现了一些过度控制糖类摄入的减肥法，如果极端地控制糖类的摄入量，使其减少到平常摄入量的一半以下，肌肉就会被分解，日常肌肉消耗量减少，反而会变成不易瘦的体质。

糖类摄入过量肯定会导致变胖，但不宜控制过度。很多人极端地认为减糖就是不吃主食。然而，不吃主食会降低人的思考能力和判断能力，还容易引发心律不齐等健康问题。

蛋白质是构成肌肉等身体组织的重要营养素，如果摄取过多，多余的蛋白质会成为肠道有害菌的饲料，使肠道环境变差，给肝脏和肾脏造成负担。

因此不论是哪种营养素，关键是要适量摄取。

日常的PEC比例

蛋白质
15% ~ 20%

碳水化合物
55% ~ 60%

脂类
20% ~ 30%

减肥时的PEC比例

蛋白质
25%

碳水化合物
55%

脂类
20%

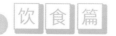

不摄取油脂比较好？

要从食物中摄取好的油脂

脂类是构成细胞、胆汁酸、激素的重要营养素。另外，如果摄入不含脂类的食物，身体消化吸收的速度更快，人更容易很快就感到饿，从而导致饮食过量。因此，如 P092 介绍的那样，人体总摄取热量的约 20% 一定要是脂类。

脂类包含很多种类，首先大致可分为饱和脂肪酸和不饱和脂肪酸。肥肉和黄油等常温下的固体脂肪属于饱和脂肪酸，这类食物吃太多会导致血液中的胆固醇含量增加、热量超标，所以每餐的主菜不要都是肉类。

不饱和脂肪酸在常温下是液状的油。不饱和脂肪酸分为 ω-3 系、ω-6 系和 ω-9 系三种。常见的 ω-3 系不饱和脂肪酸有鱼油中富含的 DHA、亚麻籽油和紫苏籽油中富含的 α-亚麻酸。ω-6 系的代表是葵花籽油、玉米油以及芝麻油中富含的亚油酸。由于 ω-3 系和 ω-6 系在体内无法合成，所以希望大家每天至少吃一顿鱼，烹调油用玉米油或葵花籽油。

另外，不要食用含有大量反式脂肪酸的人造黄油和起酥油。因为反式脂肪酸会增加坏胆固醇，减少好胆固醇，容易导致动脉硬化。

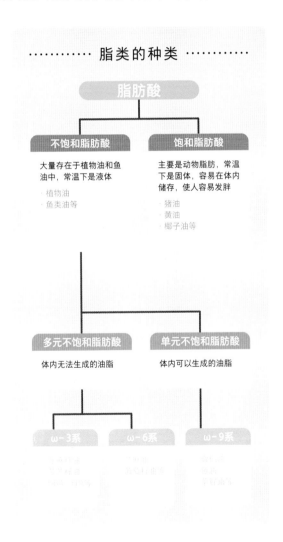

每天进行肌肉锻炼比较好？

不锻炼肌肉的时候，肌肉也会生长

不少人都以为必须要每天进行肌肉锻炼，但这其实是一个很大的误区。平常几乎不怎么运动的人，开始进行肌肉锻炼后，即便一周做一次也会有效果。当你的身体适应一定的运动强度后，可以增加到一周 2～3 次。达到理想的减肥目标后，想要保持身材的话，减少到一周一次即可。

所谓肌肉锻炼，就是通过增加负荷来稍稍损伤肌肉，暂时让肌肉疲劳，从而慢慢提升运动效果的运动。只有这样，当人在不运动时，才能让肌肉在恢复损伤的同时摄取更多营养，从而让肌肉在之后即使受到相同的负荷也不会感到疲劳。如果每天都进行肌肉锻炼，会对已经劳累的肌肉造成更大的刺激，不仅运动效果难以提升，还容易受伤。

肌肉恢复后变得比原来的肌肉更粗、更强的机制叫作"超量恢复"，这个过程大概需要 48～72 小时。所以，肌肉锻炼一周进行 2～3

次比较合适。如果只是维持减肥效果，一周一次即可。

　　另外，有些人会为了夸耀自己的运动效果而做 100 个俯卧撑、150 个仰卧起坐，但重复 15 次以上的肌肉训练负担没有太大的意义。想让肌肉变粗、变壮，就需要对其持续施加可重复 10 次左右的负荷。所以做 100 次可以增加肌肉的持久力，但肌肉不会变得粗壮。

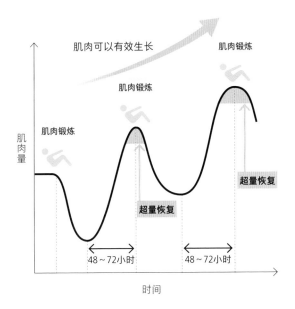

通过休息使肌肉生长

肌肉可以有效生长

肌肉锻炼

肌肉锻炼

肌肉锻炼

肌肉量

超量恢复

超量恢复

48～72小时

48～72小时

时间

一定要做有氧运动吗？

感到有压力的话，就不要为难自己

　　大多数人都认为要想减肥，跑步、游泳这样的有氧运动比肌肉锻炼更有效果。但其实，按照本书教大家的方法，将饮食控制和肌肉锻炼结合起来，不进行有氧运动也可以。

　　减肥只有两种方法：一种是控制饮食，减少能量的摄取；另一种是通过有氧运动来增加能量的消耗。第二种情况的话，例如体重为70kg的普通男性，为了消耗400kcal的能量，必须要以4km/h的速度走2个小时，或者以8km/h的速度快跑40分钟。如果是要控制饮食，假设一天的能量摄取量为2800kcal，那么减少15%比较好。如此看来，以减少相同能量为目标，控制饮食明显要比运动更加轻松且有效。

　　在控制饮食、进行肌肉锻炼的基础上，再加上有氧运动，可以更快地实现目标体形，但是当感到"今天跑不动步了""工作太累了，不想去游泳"这样的心理压力时，就不要进行了。肌肉过度疲劳或者没有放松时间也是减肥受挫或者目标达成后由于解脱感而出现反弹的原因。但是，有氧运动对身体还是很有益的，有时间、有体力的情况下，也没有太大压力感的话，建议做些有氧运动。

…… 哪一个更容易实行且效果更好？ ……

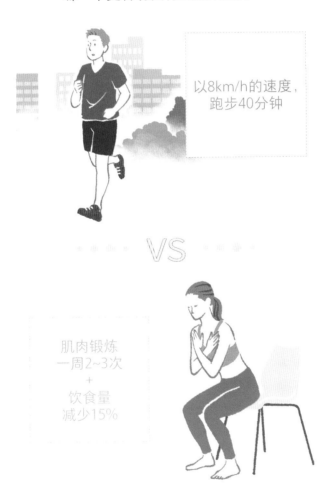

以8km/h的速度，
跑步40分钟

VS

肌肉锻炼
一周2~3次
+
饮食量
减少15%

附录

全身肌肉图

下面介绍了本书提到的运动中所涉及的肌肉
以及日常生活中使用的主要肌肉。

背面　　　　　　　　　　正面

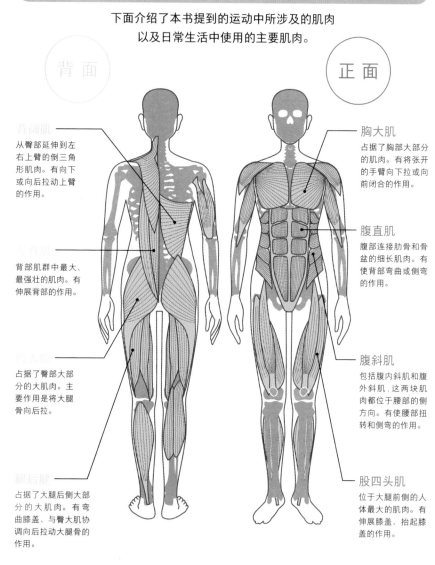

背阔肌

从臀部延伸到左
右上臂的倒三角
形肌肉。有向下
或向后拉动上臂
的作用。

竖脊肌

背部肌群中最大、
最强壮的肌肉。有
伸展背部的作用。

臀大肌

占据了臀部大部
分的大肌肉。主
要作用是将大腿
骨向后拉。

腘后肌

占据了大腿后侧大部
分的大肌肉。有弯
曲膝盖、与臀大肌协
调向后拉动大腿骨的
作用。

胸大肌

占据了胸部大部分
的肌肉。有将张开
的手臂向下拉或向
前闭合的作用。

腹直肌

腹部连接肋骨和骨
盆的细长肌肉。有
使背部弯曲或侧弯
的作用。

腹斜肌

包括腹内斜肌和腹
外斜肌，这两块肌
肉都位于腰部的侧
方向。有使腰部扭
转和侧弯的作用。

股四头肌

位于大腿前侧的人
体最大的肌肉。有
伸展膝盖、抬起膝
盖的作用。

饮食记录表

※关于如何填写，请参阅前文（P007）

月　日（周日）　体重：　kg　体脂肪：　%

	开始时间	所需时间	主食	主菜	副菜	汤
早餐	：	分				
午餐	：	分				
晚餐	：	分				
加餐	：	分				

月　日（周四）　体重：　kg　体脂肪：　%

	开始时间	所需时间	主食	主菜	副菜	汤
早餐	：	分				
午餐	：	分				
晚餐	：	分				
加餐	：	分				

月　日（周一）　体重：　kg　体脂肪：　%

	开始时间	所需时间	主食	主菜	副菜	汤
早餐	：	分				
午餐	：	分				
晚餐	：	分				
加餐	：	分				

月　日（周五）　体重：　kg　体脂肪：　%

	开始时间	所需时间	主食	主菜	副菜	汤
早餐	：	分				
午餐	：	分				
晚餐	：	分				
加餐	：	分				

月　日（周二）　体重：　kg　体脂肪：　%

	开始时间	所需时间	主食	主菜	副菜	汤
早餐	：	分				
午餐	：	分				
晚餐	：	分				
加餐	：	分				

月　日（　　）　体重：　kg　体脂肪：　%

	开始时间	所需时间	主食	主菜	副菜	汤
早餐	：	分				
午餐	：	分				
晚餐	：	分				
加餐	：	分				

月　日（周三）　体重：　kg　体脂肪：　%

	开始时间	所需时间	主食	主菜	副菜	汤
早餐	：	分				
午餐	：	分				
晚餐	：	分				
加餐	：	分				

一周回顾

减肥自查表 每天给各项目打钩，不要忘记实践哦！

DAY 1 ☐	DAY 2 ☐	DAY 3 ☐	DAY 4 ☐	DAY 5 ☐
重新认识减肥	两餐之间喝水	记录饮食	缓解压力	一日四餐
Daily Checks	Daily Checks	Daily Checks	Daily Checks	Daily Checks
		☐两餐之间喝水	☐两餐之间喝水	☐两餐之间喝水
			☐记录饮食	☐记录饮食

DAY 11 ☐	DAY 12 ☐	DAY 13 ☐	DAY 14 ☐	DAY 15 ☐
宣布减肥	保证良好的睡眠	减少糖类的摄入	通过拱形拉伸运动矫正身姿	最强泡澡法
Daily Checks	Daily Checks	Daily Checks	Daily Checks	Daily Checks
☐两餐之间喝水	☐两餐之间喝水	☐两餐之间喝水	☐两餐之间喝水	☐两餐之间喝水
☐记录饮食	☐记录饮食	☐记录饮食	☐记录饮食	☐记录饮食
☐拉伸运动（腹部、臀部）	☐拉伸运动（腹部、臀部）	☐拉伸运动（腹部、臀部）	☐拉伸运动（腹部、臀部）	☐拉伸运动（腹部、臀部、拱形）
☐将减肥效果可视化	☐将减肥效果可视化	☐将减肥效果可视化	☐将减肥效果可视化	☐将减肥效果可视化
☐每餐的主菜都有鱼或肉	☐每餐的主菜都有鱼或肉	☐每餐的主菜都有鱼或肉	☐每餐的主菜都有鱼或肉	☐每餐的主菜都有鱼或肉

DAY 21 ☐	DAY 22 ☐	DAY 23 ☐	DAY 24 ☐	DAY 25 ☐
把楼梯变成健身器材	在外就餐也要保证三菜一汤	注意站姿和走路姿势	吃可以加速减肥的三种食材	挑战爬楼梯
Daily Checks	Daily Checks	Daily Checks	Daily Checks	Daily Checks
☐两餐之间喝水	☐两餐之间喝水	☐两餐之间喝水	☐两餐之间喝水	☐两餐之间喝水
☐记录饮食	☐记录饮食	☐记录饮食	☐记录饮食	☐记录饮食
☐拉伸运动（腹部、臀部、拱形）	☐拉伸运动（腹部、臀部、拱形）	☐拉伸运动（腹部、臀部、拱形）	☐拉伸运动（腹部、臀部、拱形）	☐拉伸运动（腹部、臀部、拱形）
☐将减肥效果可视化	☐将减肥效果可视化	☐将减肥效果可视化	☐将减肥效果可视化	☐将减肥效果可视化
☐每餐的主菜都有鱼或肉	☐每餐的主菜都有鱼或肉	☐每餐的主菜都有鱼或肉	☐每餐的主菜都有鱼或肉	☐每餐的主菜都有鱼或肉

DAY 6 ☐	DAY 7 ☐	DAY 8 ☐	DAY 9 ☐	DAY 10 ☐
做伸展运动	分清"瘦"和"消瘦"的区别	将减肥效果可视化	臀部的拉伸运动	每餐的主菜都有鱼或肉
Daily Checks	Daily Checks	Daily Checks	Daily Checks	Daily Checks
☐两餐之间喝水	☐两餐之间喝水	☐两餐之间喝水	☐两餐之间喝水	☐两餐之间喝水
☐记录饮食	☐记录饮食	☐记录饮食	☐记录饮食	☐记录饮食
	☐拉伸运动(腹部)	☐拉伸运动(腹部)	☐拉伸运动(腹部)	☐拉伸运动(腹部)
			☐将减肥效果可视化	☐将减肥效果可视化

DAY 16 ☐	DAY 17 ☐	DAY 18 ☐	DAY 19 ☐	DAY 20 ☐
把酒精看作主食	慢慢地坐到椅子上	不仅评价结果,也要评价过程	停止"非必要进食"	对自己抱有期待
Daily Checks	Daily Checks	Daily Checks	Daily Checks	Daily Checks
☐两餐之间喝水	☐两餐之间喝水	☐两餐之间喝水	☐两餐之间喝水	☐两餐之间喝水
☐记录饮食	☐记录饮食	☐记录饮食	☐记录饮食	☐记录饮食
☐拉伸运动(腹部、臀部、拱形)	☐拉伸运动(腹部、臀部、拱形)	☐拉伸运动(腹部、臀部、拱形)	☐拉伸运动(腹部、臀部、拱形)	☐拉伸运动(腹部、臀部、拱形)
☐将减肥效果可视化	☐将减肥效果可视化	☐将减肥效果可视化	☐将减肥效果可视化	☐将减肥效果可视化
☐每餐的主菜都有鱼或肉	☐每餐的主菜都有鱼或肉	☐每餐的主菜都有鱼或肉	☐每餐的主菜都有鱼或肉	☐每餐的主菜都有鱼或肉

DAY 26 ☐	DAY 27 ☐	DAY 28 ☐	DAY 29 ☐	DAY 30 ☐
通过背肌锻炼提高代谢	增加 NEAT	巧妙地选择加餐	加入腹部运动	防止减肥半途而废的思想准备
Daily Checks	Daily Checks	Daily Checks	Daily Checks	Daily Checks
☐两餐之间喝水	☐两餐之间喝水	☐两餐之间喝水	☐两餐之间喝水	☐两餐之间喝水
☐记录饮食	☐记录饮食	☐记录饮食	☐记录饮食	☐记录饮食
☐拉伸运动(腹部、臀部、拱形)	☐拉伸运动(腹部、臀部、拱形)	☐拉伸运动(腹部、臀部、拱形)	☐拉伸运动(腹部、臀部、拱形)	☐拉伸运动(腹部、臀部、拱形)
☐将减肥效果可视化	☐将减肥效果可视化	☐将减肥效果可视化	☐将减肥效果可视化	☐将减肥效果可视化
☐每餐的主菜都有鱼或肉	☐每餐的主菜都有鱼或肉	☐每餐的主菜都有鱼或肉	☐每餐的主菜都有鱼或肉	☐每餐的主菜都有鱼或肉
		☐增加 NEAT	☐增加 NEAT	☐增加 NEAT

天津市版权登记号：图字02-2021-138号

图书在版编目（CIP）数据

30天养成易瘦体质 / （日）坂诘真二编著；胡嘉嘉

译 . -- 天津：天津科学技术出版社，2021.10

ISBN 978-7-5576-9702-0

Ⅰ . ① 3… Ⅱ . ①坂… ②胡… Ⅲ . ①减肥—基本知识

Ⅳ . ① R161

中国版本图书馆 CIP 数据核字 (2021) 第 191863 号

30天养成易瘦体质

30 TIAN YANGCHENG YISHOU TIZHI

责任编辑：张建锋

责任印制：兰　毅

出　　　版：天津出版传媒集团
　　　　　　天津科学技术出版社

地　　　址：天津市西康路35号

邮　　　编：300051

电　　　话：(022)23332400（编辑部）　　23332393（发行科）

网　　　址：www.tjkjcbs.com.cn

发　　　行：新华书店经销

印　　　刷：天津联城印刷有限公司

开本 880×1 230　1/32　印张 4.25　字数 100 000

2021年10月第1版第1次印刷

定价：48.00元

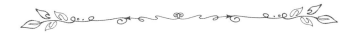

快读·慢活®

　　从出生到少女，到女人，再到成为妈妈，养育下一代，女性在每一个重要时期都需要知识、勇气与独立思考的能力。

　　"快读·慢活®"致力于陪伴女性终身成长，帮助新一代中国女性成长为更好的自己。从生活到职场，从美容护肤、运动健康到育儿、教育、婚姻等各个维度，为中国女性提供全方位的知识支持，让生活更有趣，让育儿更轻松，让家庭生活更美好。

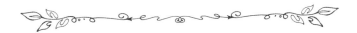

挑战 30 天养成易瘦体质

● 一项一项地核对打钩，**享受成就感**

● 认真记录自己的饮食，**均衡地摄取营养**

请大家结合《30 天养成易瘦体质》，有效利用该手册，养成每天记录的习惯，便可更直观地感受到体形、心态方面的变化。

开始日期		结束日期	
目　　标			

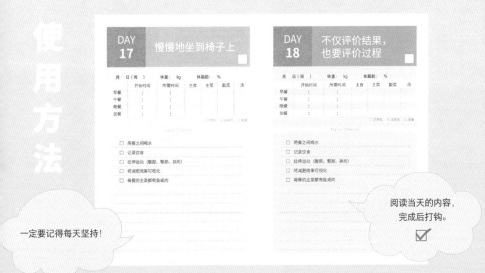

使用方法

一定要记得每天坚持！

阅读当天的内容，完成后打钩。

DAY 1

重新认识减肥

月　日（周　）　　体重：　kg　　体脂肪：　%

	开始时间	所需时间	主食	主菜	副菜	汤
早餐	：	：				
午餐	：	：				
晚餐	：	：				
加餐	：	：				

○正常吃　×没有吃　△减量

Daily Checks

DAY
2

两餐之间喝水

月　日（周　）　　　体重：　kg　　　体脂肪：　%

	开始时间	所需时间	主食	主菜	副菜	汤
早餐	：	：				
午餐	：	：				
晚餐	：	：				
加餐	：	：				

○正常吃　×没有吃　△减量

Daily Checks

DAY 3

记录饮食

月　日（周　）　　体重：　kg　　体脂肪：　%

	开始时间	所需时间	主食	主菜	副菜	汤
早餐	：	：				
午餐	：	：				
晚餐	：	：				
加餐	：	：				

○正常吃　×没有吃　△减量

Daily Checks

☐　两餐之间喝水

DAY 4

缓解压力

月　日（周　）　　体重：　kg　　体脂肪：　%

	开始时间	所需时间	主食	主菜	副菜	汤
早餐	:	:				
午餐	:	:				
晚餐	:	:				
加餐	:	:				

○正常吃　×没有吃　△减量

Daily Checks

☐　两餐之间喝水

☐　记录饮食

DAY 5

一日四餐

月　日（周　）　　体重：　kg　　体脂肪：　%

	开始时间	所需时间	主食	主菜	副菜	汤
早餐	：	：				
午餐	：	：				
晚餐	：	：				
加餐	：	：				

○正常吃　×没有吃　△减量

Daily Checks

☐　两餐之间喝水

☐　记录饮食

DAY 6

做伸展运动

月　日（周　）　　　体重：　kg　　　体脂肪：　%

	开始时间	所需时间	主食	主菜	副菜	汤
早餐	：	：				
午餐	：	：				
晚餐	：	：				
加餐	：	：				

○正常吃　×没有吃　△减量

Daily Checks

☐　两餐之间喝水

☐　记录饮食

DAY 7

分清"瘦"和"消瘦"的区别

月　日（周　）　　　体重：　kg　　　体脂肪：　%

	开始时间	所需时间	主食	主菜	副菜	汤
早餐	：	：				
午餐	：	：				
晚餐	：	：				
加餐	：	：				

○正常吃　×没有吃　△减量

Daily Checks

☐　两餐之间喝水

☐　记录饮食

☐　拉伸运动（腹部）

将减肥效果可视化

月　日（周　）　　　体重：　kg　　　体脂肪：　%

	开始时间	所需时间	主食	主菜	副菜	汤
早餐	：	：				
午餐	：	：				
晚餐	：	：				
加餐	：	：				

○正常吃　×没有吃　△减量

Daily Checks

☐　两餐之间喝水

☐　记录饮食

☐　拉伸运动（腹部）

DAY 9

臀部的拉伸运动

月　日（周　）　　　体重：　kg　　　体脂肪：　%

	开始时间	所需时间	主食	主菜	副菜	汤
早餐	:	:				
午餐	:	:				
晚餐	:	:				
加餐	:	:				

○正常吃　×没有吃　△减量

Daily Checks

☐　两餐之间喝水

☐　记录饮食

☐　拉伸运动（腹部）

☐　将减肥效果可视化

DAY 10

每餐的主菜
都有鱼或肉

月　日（周　）　　体重：　kg　　体脂肪：　%

	开始时间	所需时间	主食	主菜	副菜	汤
早餐	：	：				
午餐	：	：				
晚餐	：	：				
加餐	：	：				

○正常吃　×没有吃　△减量

Daily Checks

□　两餐之间喝水

□　记录饮食

□　拉伸运动（腹部）

□　将减肥效果可视化

宣布减肥

| 月 日（周 ） | 体重: kg | 体脂肪: % |

	开始时间	所需时间	主食	主菜	副菜	汤
早餐	:	:				
午餐	:	:				
晚餐	:	:				
加餐	:	:				

○正常吃 ×没有吃 △减量

Daily Checks

- ☐ 两餐之间喝水
- ☐ 记录饮食
- ☐ 拉伸运动（腹部、臀部）
- ☐ 将减肥效果可视化
- ☐ 每餐的主菜都有鱼或肉

DAY
12

保证良好的睡眠

月　日（周　）　　体重：　kg　　体脂肪：　%

	开始时间	所需时间	主食	主菜	副菜	汤
早餐	：	：				
午餐	：	：				
晚餐	：	：				
加餐	：	：				

○正常吃　×没有吃　△减量

Daily Checks

☐　两餐之间喝水

☐　记录饮食

☐　拉伸运动（腹部、臀部）

☐　将减肥效果可视化

☐　每餐的主菜都有鱼或肉

DAY 13

减少糖类的摄入

月　日（周　）　　体重：　kg　　体脂肪：　%

	开始时间	所需时间	主食	主菜	副菜	汤
早餐	：	：				
午餐	：	：				
晚餐	：	：				
加餐	：	：				

○正常吃　×没有吃　△减量

Daily Checks

☐　两餐之间喝水

☐　记录饮食

☐　拉伸运动（腹部、臀部）

☐　将减肥效果可视化

☐　每餐的主菜都有鱼或肉

DAY 14

通过拱形拉伸运动矫正身姿

月　　日（周　）　　　体重：　　kg　　　体脂肪：　　%

	开始时间	所需时间	主食	主菜	副菜	汤
早餐	：	：				
午餐	：	：				
晚餐	：	：				
加餐	：	：				

○正常吃　×没有吃　△减量

Daily Checks

☐ 两餐之间喝水

☐ 记录饮食

☐ 拉伸运动（腹部、臀部）

☐ 将减肥效果可视化

☐ 每餐的主菜都有鱼或肉

DAY 15

最强泡澡法

月　日（周　）　　　体重：　kg　　　体脂肪：　%

	开始时间	所需时间	主食	主菜	副菜	汤
早餐	：	：				
午餐	：	：				
晚餐	：	：				
加餐	：	：				

○正常吃　×没有吃　△减量

Daily Checks

- ☐ 两餐之间喝水
- ☐ 记录饮食
- ☐ 拉伸运动（腹部、臀部、拱形)
- ☐ 将减肥效果可视化
- ☐ 每餐的主菜都有鱼或肉

DAY 16 把酒精看作主食

月　日（周　）　　体重：　kg　　体脂肪：　%

	开始时间	所需时间	主食	主菜	副菜	汤
早餐	:	:				
午餐	:	:				
晚餐	:	:				
加餐	:	:				

○正常吃　×没有吃　△减量

Daily Checks

☐ 两餐之间喝水

☐ 记录饮食

☐ 拉伸运动（腹部、臀部、拱形）

☐ 将减肥效果可视化

☐ 每餐的主菜都有鱼或肉

DAY
17

慢慢地坐到椅子上

月　日（周　）　　　体重：　kg　　　体脂肪：　％

	开始时间	所需时间	主食	主菜	副菜	汤
早餐	：	：				
午餐	：	：				
晚餐	：	：				
加餐	：	：				

○正常吃　×没有吃　△减量

Daily Checks

☐ 两餐之间喝水

☐ 记录饮食

☐ 拉伸运动（腹部、臀部、拱形）

☐ 将减肥效果可视化

☐ 每餐的主菜都有鱼或肉

DAY 18 不仅评价结果，也要评价过程

月　日（周　）　　　体重：　kg　　　体脂肪：　%

	开始时间	所需时间	主食	主菜	副菜	汤
早餐	：	：				
午餐	：	：				
晚餐	：	：				
加餐	：	：				

○正常吃　×没有吃　△减量

Daily Checks

☐ 两餐之间喝水

☐ 记录饮食

☐ 拉伸运动（腹部、臀部、拱形）

☐ 将减肥效果可视化

☐ 每餐的主菜都有鱼或肉

DAY 19

停止"非必要进食"

月　日（周　）　　体重：　kg　　体脂肪：　%

	开始时间	所需时间	主食	主菜	副菜	汤
早餐	：	：				
午餐	：	：				
晚餐	：	：				
加餐	：	：				

○正常吃　×没有吃　△减量

Daily Checks

☐ 两餐之间喝水

☐ 记录饮食

☐ 拉伸运动（腹部、臀部、拱形)

☐ 将减肥效果可视化

☐ 每餐的主菜都有鱼或肉

DAY 20

对自己抱有期待

月　　日（周　　）　　　体重：　　kg　　　体脂肪：　　%

	开始时间	所需时间	主食	主菜	副菜	汤
早餐	：	：				
午餐	：	：				
晚餐	：	：				
加餐	：	：				

○正常吃　×没有吃　△减量

Daily Checks

☐ 两餐之间喝水

☐ 记录饮食

☐ 拉伸运动（腹部、臀部、拱形）

☐ 将减肥效果可视化

☐ 每餐的主菜都有鱼或肉

把楼梯变成
健身器材

| 月　日（周　）　　　体重：　kg　　　体脂肪：　% |

	开始时间	所需时间	主食	主菜	副菜	汤
早餐	：	：				
午餐	：	：				
晚餐	：	：				
加餐	：	：				

○正常吃　×没有吃　△减量

Daily Checks

☐ 两餐之间喝水

☐ 记录饮食

☐ 拉伸运动（腹部、臀部、拱形）

☐ 将减肥效果可视化

☐ 每餐的主菜都有鱼或肉

DAY 22

在外就餐也要保证三菜一汤

月　日（周　）　　体重：　kg　　体脂肪：　%

	开始时间	所需时间	主食	主菜	副菜	汤
早餐	：	：				
午餐	：	：				
晚餐	：	：				
加餐	：	：				

○正常吃　×没有吃　△减量

Daily Checks

- ☐ 两餐之间喝水
- ☐ 记录饮食
- ☐ 拉伸运动（腹部、臀部、拱形）
- ☐ 将减肥效果可视化
- ☐ 每餐的主菜都有鱼或肉

DAY 23

注意站姿和走路姿势

月　日（周　）　　体重：　kg　　体脂肪：　%

	开始时间	所需时间	主食	主菜	副菜	汤
早餐	：	：				
午餐	：	：				
晚餐	：	：				
加餐	：	：				

○正常吃　×没有吃　△减量

Daily Checks

- ☐ 两餐之间喝水
- ☐ 记录饮食
- ☐ 拉伸运动（腹部、臀部、拱形）
- ☐ 将减肥效果可视化
- ☐ 每餐的主菜都有鱼或肉

DAY 24　吃可以加速减肥的三种食材

月　日（周　）　　体重：　kg　　体脂肪：　%

	开始时间	所需时间	主食	主菜	副菜	汤
早餐	：	：				
午餐	：	：				
晚餐	：	：				
加餐	：	：				

○正常吃　×没有吃　△减量

Daily Checks

- ☐　两餐之间喝水
- ☐　记录饮食
- ☐　拉伸运动（腹部、臀部、拱形）
- ☐　将减肥效果可视化
- ☐　每餐的主菜都有鱼或肉

DAY
25

挑战爬楼梯

月　日（周　）　　体重：　kg　　体脂肪：　%

	开始时间	所需时间	主食	主菜	副菜	汤
早餐	：	：				
午餐	：	：				
晚餐	：	：				
加餐	：	：				

○正常吃　×没有吃　△减量

Daily Checks

- ☐ 两餐之间喝水
- ☐ 记录饮食
- ☐ 拉伸运动（腹部、臀部、拱形）
- ☐ 将减肥效果可视化
- ☐ 每餐的主菜都有鱼或肉

DAY 26

通过背肌锻炼提高代谢

月　日（周　）　　体重：　kg　　体脂肪：　%

	开始时间	所需时间	主食	主菜	副菜	汤
早餐	：	：				
午餐	：	：				
晚餐	：	：				
加餐	：	：				

○正常吃　×没有吃　△减量

Daily Checks

☐　两餐之间喝水

☐　记录饮食

☐　拉伸运动（腹部、臀部、拱形）

☐　将减肥效果可视化

☐　每餐的主菜都有鱼或肉

DAY 27

增加 NEAT

月　日（周　）　　　体重：　kg　　　体脂肪：　%

	开始时间	所需时间	主食	主菜	副菜	汤
早餐	：	：				
午餐	：	：				
晚餐	：	：				
加餐	：	：				

○正常吃　×没有吃　△减量

Daily Checks

☐ 两餐之间喝水

☐ 记录饮食

☐ 拉伸运动（腹部、臀部、拱形）

☐ 将减肥效果可视化

☐ 每餐的主菜都有鱼或肉

DAY 28

巧妙地选择加餐

月　　日（周　）　　体重：　kg　　　体脂肪：　%

	开始时间	所需时间	主食	主菜	副菜	汤
早餐	:	:				
午餐	:	:				
晚餐	:	:				
加餐	:	:				

○正常吃　×没有吃　△减量

Daily Checks

☐ 两餐之间喝水

☐ 记录饮食

☐ 拉伸运动（腹部、臀部、拱形）

☐ 将减肥效果可视化

☐ 每餐的主菜都有鱼或肉

☐ 增加 NEAT

DAY 29

加入腹部运动

月　日（周　）　　体重：　kg　　体脂肪：　%

	开始时间	所需时间	主食	主菜	副菜	汤
早餐	：	：				
午餐	：	：				
晚餐	：	：				
加餐	：	：				

○正常吃　×没有吃　△减量

Daily Checks

- ☐ 两餐之间喝水
- ☐ 记录饮食
- ☐ 拉伸运动（腹部、臀部、拱形）
- ☐ 将减肥效果可视化
- ☐ 每餐的主菜都有鱼或肉
- ☐ 增加 NEAT

月　日（周　）　　体重：　kg　　体脂肪：　%

	开始时间	所需时间	主食	主菜	副菜	汤
早餐	：	：				
午餐	：	：				
晚餐	：	：				
加餐	：	：				

○正常吃　×没有吃　△减量

Daily Checks

☐　两餐之间喝水

☐　记录饮食

☐　拉伸运动（腹部、臀部、拱形）

☐　将减肥效果可视化

☐　每餐的主菜都有鱼或肉

☐　增加 NEAT